Bircher-Benner Diätbücher

Handbuch für Multiple-Sklerose-Kranke, Morbus Parkinson und andere neurodegenerative Leiden

Diätanleitungen
zur Verhütung und Therapie
mit Rezeptteil,
eingehende Ratschläge
und ausgearbeiteter Kurplan
aus einem ärztlichen Zentrum
modernster Heilkunst

Dr. med. Andres Bircher
und Mitarbeitende des
Bircher-Benner Zentrums
Lilli Bircher, Pascal Bircher
Anne-Cécile Bircher
Bircher-Benner Diätbücher

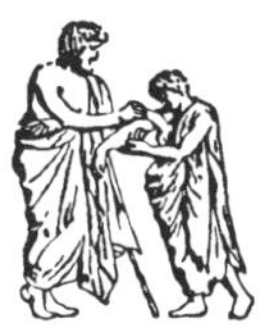

EDITION BIRCHER-BENNER
CH-8784 BRAUNWALD

Bircher-Benner Diätbücher

1. Handbuch für Multiple-Sklerose-Kranke, Morbus Parkinson und andere neurodegenerative Leiden
2. Handbuch für Leber- und Gallenkranke
3. Handbuch für die Familie und das gesunde Kind
4. Handbuch für Frischsäfte, Rohkost und Früchtespeisen
5. Handbuch zur Steigerung der Abwehrkräfte und gegen Infektionskrankheiten
6. Handbuch für Bergsteiger und für den Sport
7. Handbuch für Diabetiker
8. Handbuch zur Verhütung und unterstützenden Therapie bei Lungenkrankheiten
9. Essensfreude ohne Kochsalz
10. Handbuch für Rheuma- und Arthritiskranke
11. Handbuch für Männer mit Prostataleiden
12. Handbuch für Nieren- und Blasenkranke
13. Handbuch für Venenleiden
14. Handbuch für Magen- und Darmkranke
15. Handbuch für die Ernährung in Schwangerschaft und Stillzeit
16. Handbuch für Frauenleiden und die Wechseljahre
17. Handbuch zur Verhütung und begleitenden Therapie der Krebskrankheit
18. Handbuch für Kopfschmerzen und Migräne
19. Handbuch für Bluthochdruck, Herz- und Arteriosklerosekranke
20. Handbuch zur Überwindung von Angst und Depression
21. Handbuch für Hautkranke und Hautempfindliche
22. Handbuch für Stresskranke
23. Handbuch für Allergiekranke
24. Handbuch zur Verhütung von Demenz und Alzheimerkrankheit
25. Handbuch zur inneren Behandlung der Augenkrankheiten
26. Handbuch zur Heilung von Gewichtsproblemen, Übergewicht und Anorexie

Die Ergebnisse weltweiter Forschung sind in diesen Handbüchern ebenso berücksichtigt, wie die über 100-jährige Entwicklung ärztlicher Kunst und Erfahrung in der bekannten Bircher-Benner Klinik. Der Leser spürt auf Schritt und Tritt die hilfreiche Art des kundigen Arztes.

3., völlig neu überarbeitete Auflage 2016

info@bircher-benner.com www.bircher-benner.com

Buchbestellungen: edition@bircher-benner.com

Printed in Germany

Einbandentwurf: Kösel Media GmbH, Krugzell

Gesamtherstellung: Kösel GmbH, Altusried

Inhalt

Vorwort

Unsägliches Leid bringen alle neurodegenerative Krankheiten über die Menschen. Nur ganz selten sind vererbte Formen. Am häufigsten ist die Multiple Sklerose, gefolgt vom Morbus Parkinson und der Alzheimerkrankheit. Ganz besonders tragisch verläuft die amyotrophische Lateralsklerose. Auch sie wird immer häufiger diagnostiziert. Über die Ursachen ist man sich nicht einig. Nicht zu übersehen ist die stetige Zunahme dieser Krankheiten in allen Ländern westlicher Zivilisation mit ihrer typischen Ernährungs- und Lebensweise mit viel tierischem Eiweiss und Fett, Weissmehl, Zucker, Kaffee und Alkohol, mangelndem Vormitternachtsschlaf und Bewegungsarmut. Den neurodegenerativen Krankheiten gemeinsam ist ein meist langsames Fortschreiten durch degenerative Entzündungsprozesse in unterschiedlichen Regionen des Nervensystems. Lange Zeit suchte man vergeblich nach einem Krankheitserreger, einem Virus, als Ursache der Multiplen Sklerose, bis man verstanden hat, dass Virusinfektionen an der Krankheit nicht direkt beteiligt sind, sondern nur dadurch auslösend wirken können, dass sie eine Schwächung des Immunsystem hinterlassen.

In den letzten dreissig Jahren hat eine Vielzahl wissenschaftlicher Arbeiten immer mehr Teilursachen für die Multiple Sklerose aufgedeckt, wie Übergewicht, Bewegungsmangel, eine tierische Nahrung mit viel Fleisch und fettem Käse, Mangel an mehrfach ungesättigten Pflanzenölen, Vitamin-D-Mangel, oxydativer Stress und Belastungen durch Umweltgifte und die Wirkung einer nicht artgerechten, industriell verkünstelten Nahrung, Bewegungsmangel und unnatürliche Lebensweise.

Im Fokus medizinisch-wissenschaftlichen Denkens stehen vor allem die Autoimmunprozesse, das heisst die zerstörenden Angriffe des Immunsystems auf körpereigene Strukturen des Nervensystems, auf Nervenzellen und die empfindlichen myelinhaltigen Nervenscheiden. So kann man verstehen, dass alle therapeutischen Anstrengungen zur Bekämpfung der Multiplen Sklerose sich auf die medikamentöse Unterdrückung der krankhaften Autoimmunentzündung konzentrierten. In gewissen Fällen kann diese Therapie die Krankheitsschübe etwas hinauszögern, doch ist sie mit einem Potential teils gefährlicher Nebenwirkungen behaftet. Die Immunsuppression richtet sich nicht gegen die Ursachen der Krankheit. Dadurch schreitet die Krankheit trotz immensen pharmakologischen Aufwandes stetig fort.

Erst in jüngster Zeit beginnt man die grossen geographisch-epidemiologischen Unterschiede in der Häufigkeit der Multiplen Sklerose ernst zu nehmen und zu verstehen und hat man erkannt, dass sie nicht durch Vererbung, sondern durch Unterschiede in der Ernährungs- und Lebensweise erklärbar sind. All diese Daten und viele neue wissenschaftliche Studien deuten auf eine grosse Bedeutung der in den westlichen Industrieländern allgemein verbreiteten Fehlernährung als Ursache hin.

Unsere Lymphzellen werden im Knochenmark gebildet. Dann wandern sie in die Darmschleimhaut aus, welche mit ihrer immensen Oberfläche wie eine Leopardenhaut mit dicht stehenden Lymphzellnestern durchsetzt ist. In unserem Darm besteht ein komplexes Milieu. Hier findet der innigste und ständige Kontakt zwischen körpereigenen und fremden Substanzen statt. In den Lymphzellnestern der Darmschleimhaut werden die Immunzellen laufend darin geschult, als dendritische Zellen körpereigene und fremde, zuträgliche und schädliche Stoffe zu unterscheiden und Krankheitserreger zu erkennen. Nur 10 % der Lymphozyten bestehen diese Prüfung und wandern als immunkompetente Zellen in die Lymphknoten und alle Gewebe des Körpers aus. Eine gesunde Darmschleimhaut ist von einer dichten Schleimschicht überzogen. Diese ist von IgA-Antikörpern durchdrungen. Die IgA-Antikörper bilden einen Katalog dessen, was nach bisheriger Erfahrung vertragen wird und durch keine Immunantwort bekämpft werden soll. Autoimmunkrankheiten, so die autoimmune Entzündung bei der Multiple Sklerose, entstehen immer da, wo das Milieu im Darm gestört ist, durch eine entartete Darmflora, welche die Darmschleimhaut durch Fäulnistoxine angreift, so dass die Schleimschicht und ihr Antikörperkatalog minderwertig sind. Dadurch wird die Schleimhautbarriere undicht, welche den Darminhalt gegen das Innere des Körpers abgrenzt und so beginnt das Immunsystem des Darms gegen viele Nahrungsmittel zu reagieren. Bei der Multiplen Sklerose besteht meist eine Vielzahl an IgG4 und IgE vermittelten Nahrungsmittelunverträglichkeiten. Ernährt man sich mit solchen Nahrungsmitteln, so schädigt dies die Darmschleimhaut noch mehr. Ein solch krankes Darmmilieu ermöglicht keine korrekte Ausbildung der Zellen des enteralen Immunsystems zu immunkompetenten Zellen. Die Fähigkeit Fremd und Eigen zu unterscheiden wird unsicher, so dass das Immunsystem sich mehr und mehr auch gegen körpereigenes Gewebe richtet und zu Autoimmunentzündungen neigt.

Viele wissenschaftliche Untersuchungen weisen auf eine grosse Bedeutung von ernährungsbedingten Stoffwechseltoxinen und Mangelzuständen hin, welche die Myelinscheiden der Nervenzellen und Bahnen schädigen. Andere wissenschaftliche Arbeiten zeigen deutliche Zusammenhänge auf zwischen der Multiplen Sklerose und der Wirkung gewisser Umweltgifte und Schwermetalle. Hinzu kommen neue, weitere Schädigungen des zentralen Nervensystems durch die inzwischen massive Belastung der Menschen mit gepulster Hochfrequenzstrahlung aus der Mobiltelefonie, tragbaren Haustelefonen, WLAN und anderen drahtlosen Verbindungen, deren immense schädigende Bedeutung für das menschliche Gehirn nachgewiesen ist, wenn auch zu erwarten ist, dass dies erst mit der Zeit anerkannt werden wird, da zu grosse Fremd- und Eigeninteressen der Politiker im Spiel sind.

Dieses Buch dient einer umfassenden Therapie, die sich gegen die Krankheitsursachen der Multiplen Sklerose, der Parkinsonkrankheit und der amyotrophischen Lateralsklerose richtet, soweit diese bis heute bekannt sind. Die Ursachen und die Verhütung der verschiedenen Formen von Demenz und der Alzheimerkrankheit werden im Bircher-Benner Handbuch Nr. 24 behandelt. Diesem Buch liegen alle modernen wissenschaftlichen Erkenntnisse zu Grunde, welche für das Verständnis, die Verhütung und eine wirksame ursächliche Therapie der neurodegenerativen Krankheiten wichtig sind. Hinzu kommen über hundert Jahre Erfahrung in der Therapie der Multiplen Sklerose. Die vielen Patienten, die in dieser langen Zeit an der berühmten Bircher-Benner Klinik in Zürich und in unserem medizinischen

Zentrum durch unsere vitale vegane Frischkost, neue Lebensordnung und sorgsame Elimination von Toxinbelastungen, Krankheitsherden und Störfeldern erfolgreich behandelt wurden, waren unsere grössten Lehrmeister. Dem Kranken und seinen Angehörigen gibt dieses Buch alles nötige Wissen und die praktische Anleitung in die Hand, um die Multiple Sklerose erfolgreich zu behandeln und zum Stillstand zu bringen und die Parkinsonkrankheit und amyotrophische Lateralsklerose zu verhüten oder wenn sie schon entstanden sind, deren Verlauf positiv zu beeinflussen. Dem behandelnden Arzt ist dieses Buch eine bedeutende Hilfe bei der Anleitung und Führung seiner Patienten.

Einleitung

Damit die Ursachen der Multiplen Sklerose und anderer neurodegenerativer Krankheiten, soweit sie bis heute bekannt sind, verstanden werden können, ist es wichtig, einige Grundkenntnisse über den Bau und die Funktion des zentralen Nervensystems zu vermitteln. Grundsätzlich kann die Multiple Sklerose an jedem Ort das zentrale Nervensystem angreifen und Schaden anrichten, so dass ihre Erscheinungsformen sehr vielfältig sind. Die Parkinsonsche Krankheit verläuft dagegen viel einheitlicher, da hier immer der Nucleus niger, ein pigmentierter Kern im Corpus striatum, einem der Stammganglien des Gehirns angegriffen ist und degeneriert. Auch die amyotrophische Lateralsklerose zeigt einen typischen Verlauf, denn sie befällt fast ausschliesslich die motorischen Nervenbahnen, welche Kraft und Aktion der Muskulatur bewirken, so dass sie aufsteigende Lähmungen erzeugt.

Die Erklärungen zu einigen anatomischen und funktionellen Begebenheiten des zentralen Nervensystems führen uns an die Ursachen dieser Krankheiten heran und ermöglichen dadurch jedem verständigen Patienten, aktiv an deren Verhütung und an der Heilung der Multiplen Sklerose mitzuwirken: ein Weg, der sich lohnt.

Der Aufbau des zentralen Nervensystems

Schätzungen nach besteht das menschliche Gehirn aus knapp 100 Milliarden Nervenzellen (Neuronen). Ebenso gross ist die Zahl der Gliazellen, das heisst derjenigen Zellen, welche die Nervenzellen schützen und ernähren, die Lebensbedingungen der Neurone konstant halten und sich am Immunsystem des Gehirns beteiligen.

Das Grosshirn

Die grösste Zahl der Nervenzellen befindet sich im Grosshirn (Cerebrum), eingelagert in das bindegewebige Stützgerüst der Gliazellen, in vielen Windungen (Gyri) und Furchen (Sulci). Beim Grosshirn unterscheidet man die Stirnlappen (Frontallappen), Schläfenlappen (Temporallappen) und die occipitale Rinde des Hinterhaupts. Auf jeder Seite befindet sich eine tiefe Furche (Sulcus centralis). Die vorderen Grosshirnanteile vor dieser Furche dienen vor allem dem Handeln (exekutive Rinde), während diejenigen dahinter eher der Sensibilität, der Wahrnehmung und dem Empfinden zugeordnet sind. Der vorderste Teil des Frontallappens (präfrontaler Cortex) enthält die Schlüsselstruktur eines Schaltkreises, der Entscheidungen steuert, abwägt, ob sich eine Entscheidung unter Berücksichtigung der Vor- und Nachteile lohnt. Die weiteren Hirnwindungen des Stirnlappens (lobus frontalis) sind für die Entwicklung der Persönlichkeit, für klar fokussiertes Denken und für Problemlösungen wichtig[1].

In den Windung unmittelbar vor der zentralen Furche sind die Nervenzellen für alle Bewegungen angeordnet, wie ein auf dem Kopf stehenden Männchen (Homunculus, motorische Rinde), wobei besonders viele Neurone der Zunge und den Händen und Füssen zugeordnet sind. Würde man diese reizen, so würde der Körper mit einer Bewegung an der entsprechenden Gliedmasse der Gegenseite des Körpers antworten. Würde man die Nervenzellen in der nächsten Windung weiter davor reizen, so würde der Körper mit komplexeren automatischen Bewegungen antworten. Würde man Nervenzellen im Schläfenlappen (Temporallappen) reizen, so würde der Körper mit komplexen automatischen Bewegungsabläufen antworten.

Hinter der zentralen Furche befinden sich Nervenzellen, welche die Empfindungen (Sensibilität) aller Körperregionen empfangen (sensorische Rinde). Im linken Schläfenlappen befinden sich Zellformationen, welche die Sprache ermöglichen (Brocasches Sprachzentrum). Die Stirnlappen (Frontallappen) sind bedeutend für ein konzentriertes, gezieltes Denken und Entscheiden und die Steuerung und Beherrschung von Affekten und Trieben. In der okzipitalen Rinde befindet sich das Zentrum für die visuelle Wahrnehmung durch die Augen (Sehrinde).

Vorn unter den Stirnlappen befindet sich in zwei langen Fortsätzen, das Riechhirn, das direkt mit den die Gerüche wahrnehmenden Zellen verbunden ist.
Die Nervenzellen der Grosshirnrinde sind von grauer Farbe (graue Substanz). Die von ihnen wegführenden Nervenfasern (Neuriten) bilden die weisse Substanz.

Sie ist weiss, da deren Nervenfasern von lipidhaltigen (fetthaltigen) und dadurch weisslich erscheinenden Markscheiden umgeben sind, welche die Nervenfasern (Axone) schützen und eine viel schnellere Nervenleitung ermöglichen. Die beiden Hälften des Grosshirns sind durch weisse Nervenfasern eng miteinander verschaltet. Diese Verbindung nennt man Balken (Corpus callosum).

Darunter findet sich beidseits ein sehr ursprünglicher Hirnanteil, der in seiner Form einem Seepferdchen gleicht (Hippocampus). Im Hippocampus fliessen Informationen verschiedener die Empfindungen verarbeitender Systeme (sensorischer Systeme) zusammen, die in ihm verarbeitet werden und zur Grosshirnrinde zurückfliessen. Der Hippocampus ist ganz wichtig für die Festigung des Gedächtnisses, das heisst für die Überführung von Inhalten des Kurzzeit- in das Langzeitgedächtnis. Dadurch erzeugt er die Fähigkeit der Erinnerung. Nach schweren seelischen Traumen, wie etwa Kriegserlebnissen oder den Folgen sexuellen Missbrauchs, verkleinert sich der Hippocampus (Atrophie). Andrerseits hat man nachgewiesen, dass die Neurone des Hippocampus eine grosse Fähigkeit haben, sich unter geeigneten Bedingungen zu regenerieren.

Die Basalganglien

Ganz im Innern zwischen den Grosshirnhemisphären befinden sich die so genannten Basalganglien. Sie werden zum Grosshirn gezählt. Ein Teil davon, der „gestreifte" Kern, das Corpus striatum unterteilt sich in den bleichen Kern (Globus pallidus) und einen länglichen Kern mit Kopf und Schwanz (Nucleus caudatus). Zwischen diesen laufen die grossen Bahnen von der Hirnrinde zum Rückenmark hinunter. Das Corpus striatum nimmt als grosse Schaltstation Informationen der Grosshirnrinde auf und steuert sie durch Hemmung, wie der Fuhrmann sein Pferd und leitet sie an den so genannten schwarzen Kern (Nucleus niger) weiter, der wiederum Bewegungen und Koordination durch Hemmung steuert und seine Informationen an den Thalamus weiterleitet.

Der Thalamuskern

Der Thalamuskern ist sozusagen das „Tor zum Bewusstsein". Alle Informationen, die von allen Zellen und den spezialisierten Sinneszellen des Körpers, vom Grosshirn und von den Stammganglien herkommen, werden zu ihm hin geleitet. Der Thalamus wählt aus, welche Informationen dem Bewusstsein zugeführt und somit an das Grosshirn weitergeleitet werden sollen. Der Thalamus arbeitet aber nicht autonom, sondern unter strenger Kontrolle des Grosshirns, so spricht man im Zusammenhang mit der Bewusstwerdung auch vom corticothalamischen System. Auch die Seh- und Hörbahn von Auge und Innenohr werden über den Thalamus geschaltet, mit Ausnahme des Riechhirns, dessen Bahnen direkt zur Hirnrinde reichen. Über das corticothalamische System werden auch der Schlaf-Wachrhythmus und das allgemeine Aktivitätsniveau des Grosshirns und des vegetativen Nervensystems reguliert, sowie allgemeine Schutzreflexe wie der Atem-, Schluck-, Nies- und Hustenreflex gesteuert.

Die Farbe der schwarzen Substanz (Substantia nigra oder Nucleus niger) rührt daher, dass dieser Kern viel Eisen und Melaninpigment enthält. Sie ist besonders gut erforscht worden, da die Parkinsonsche Krankheit die Folge einer Neurodegeneration dieses Ganglions ist. Zu ihm hin gehen Nervenfasern aus der Grosshirnrinde und aus dem Corpus striatum. Abführende Nervenfasern gehen zum Thalamus. Die melaninhaltigen Nervenzellen (Neurone) des Nucleus niger erzeugen viel Dopamin und regulieren damit den ganzen Schaltkreis der Bewegungssteuerung. Bei der Parkinsonschen Krankheit degenerieren diese Zellen, so dass dessen, durch Dopamin vermittelte hemmende Steuerung, immer schwächer wird. Dadurch entstehen die Symptome der parkinsonschen Krankheit: grobschlägiges Zittern (Tremor), Starrheit der Mimik, Verlangsamung der Bewegungen und des Gangs, Steifheit der Muskulatur, die im entsprechenden Kapitel näher beschrieben werden.

Zusätzlich zur hemmenden Steuerung des schwarzen Kerns werden die motorischen Bewegungen durch Nervenzellen zweier weiterer Stammganglien, dem blassen Kern (Globus pallidus) und einem Kern, der unterhalb des Thalamus gelegen ist, hemmend gesteuert. Wenn diese ausfallen, überwiegt die Steuerung des schwarzen Kerns (Nucleus niger) und es kommt zu ständigen quälenden, übersteuerten automatischen, schlängelnden Bewegungen, zur Chorea Huntington, einer Erbkrankheit oder der Chorea minor, wenn diese Kerne im Rahmen der Autoimmunreaktionen des rheumatischen Fiebers befallen werden.

So gesehen, ist der schwarze Kern sozusagen der eine und der Globus pallidus mit dem Nucleus subthalamicus der andere Zügel des Fuhrmanns. Zieht der eine Zügel zu stark, so entsteht die Bewegungsstörung der parkinsonschen Krankheit, zieht der andere zu stark, so entsteht die choreatische Bewegungsstörung (Veitstanz).

Das Kleinhirn (Cerebellum)

Es befindet sich beidseits unter den Hinterhauptslappen. Es dient vor allem der Koordination der Bewegungen und des Gehens. Das Kleinhirn wird gemeinsam mit der Brücke (Pons) auch als Hinterhirn (Metencephalon) bezeichnet. Die Brücke ist ein Querwulst von Nervenfasern zwischen dem Mittelhirn (Mesencephalon) und dem Markhirn (Myelencephalon).

Der Hirnstamm, das verlängerte Mark und das Rückenmark

Mit der Brücke gemeinsam bildet das Myelencephalon den Hirnstamm, aus welchem unterhalb das verlängerte Mark (Medulla oblongata) zum Rückenmark hinunterführt. Die Brücke ist zum einen der Durchgang für alle Bahnen, die davor und dahinter gelegene Bereiche des Zentralnervensystems miteinander verbinden, so verschiedene Grosshirnbereiche mit dem Rückenmark (Tractus corticospinalis). Sie enthält Nervenzellansammlungen (nuclei pontis), welche das Grosshirn seitengekreuzt mit dem Kleinhirn verschalten. Im verlängerten Mark sind Nervenzellansammlungen (Kerne) eingelagert, welche die vitalen Funktionen, die Atmung und das Herz steuern (Atemzentrum, Herz- und Blutdruckzentrum).

Das limbisches System

Die Strukturen des limbischen Systems bilden einen doppelten Ring um die Basalganglien und den Thalamus. Gebildet wird es teils aus phylogenetisch alten Anteilen der Grosshirnrinde (Archipallium) und Hirnstrukturen, die unterhalb der Hirnrinde liegen. Der Name rührt von Limbus „Saum“, da dieses System beidseits ringförmig unter den Grosshirnhemisphären liegt. Zu ihm gehören Hippocampus, Fornix, Corpus mamillare, Gyrus cinguli die corpora amygdalae (Mandelkerne), die vorderen Anteile des Thalamus, das Septum pellucidum und eine Hirnwindung, die seitlich des Hippocampus liegt.

Dem limbischen System wird die Verarbeitung der Gefühle zugeschrieben. Das limbische System ist mit allen anderen Hirnstrukturen vernetzt.

Schäden im limbischen System erzeugen folgende neuropsychologischen Defekte: Unfähigkeit, emotionale Situationen einzuschätzen, Gedächtnisstörung, posttraumatische Belastungsstörungen, Autismus, Depression, phobische Ängste und Narkolepsie (Schlafzwänge am Tage). Die Alzheimerkrankheit beschädigt früh den Hippocampus, als Teil des limbischen Systems, so dass früh emotionale Störungen auftreten. Bei der Schizophrenie findet man in PET-Aufzeichnungen oft eine Minderdurchblutung im limbischen System. Auch dem manisch-depressiven Krankheitsbild (bipolare Störung) werden Schäden im limbischen System zugeschrieben. Neuroleptika und Schlafmittel, so die Benzodiazepine (Valium, Temesta usw.) greifen in das limbische System ein. Bei den neurodegenerativen Krankheiten sind degenerative Schäden im limbischen System für einen wichtigen Teil der Wesensveränderung verantwortlich.

Die Nervenbahnen für die Bewegungen der Muskulatur des Körpers (Tractus corticospinalis) kreuzen sich auf der Höhe des verlängerten Marks, so dass jede Reizung eines linken Motoneurons der linken Hirnrinde in der rechten Körperhälfte beantwortet wird. In der Hirnrinde liegt das 1. Motoneuron (proximales Motoneuron). Sein langer Nervenfortsatz (Neurit) geht in langen Bahnen ins Rückenmark hinunter bis zu einem ihm zugeordneten Segment (Höhe). Dort erreicht sein Nervenfortsatz (Neurit) im vordersten seitlichen Anteil (Vorderhorn) seine ihm zugeordnete zweite Nervenzelle (distales oder zweites Motoneuron), dessen teils sehr lange Nervenbahn die ihm zugeteilte Muskulatur erreicht.

Denselben, aber umgekehrten Verlauf nehmen die Empfindungsnerven (sensible Nerven und Nervenbahnen). Deren erste Nervenzelle liegt im Organ oder Hautbezirk, das die Empfindung erzeugt. Deren Nervenfortsatz (Neurit) geht auf dem ihm zugeordneten Segment (Höhe des Rückenmarks) ins Hinterhorn des Rückenmarks hinein, und gibt seine Wahrnehmung dort an eine zweite Nervenzelle (2. Neuron) weiter. Die Nervenfasern all dieser zweiten Neurone verlaufen als Hinterstränge im hinteren Rückenmark hinauf zum Thalamus, wo sie, wie schon beschrieben, verschaltet und selektioniert werden, bevor die Informationen zur Hirnrinde und ins Bewusstsein weitergegeben werden.

Die Hormonbildenden Drüsen des Gehirns

Am bekanntesten ist die Hypophyse (Hirnanhangsdrüse). Unterhalb des Thalamuskerns liegt der Hypothalamus. Von ihm geht die Steuerung der Hormonproduktion im Körper aus, indem die Hormonkonzentrationen im Blut gemessen werden und dem momentanen Bedarf stets angepasst werden. Soll ein bestimmtes Hormon vermehrt produziert werden, so sendet der Hypothalamus eine Substanz (Hormone releasing factor) in die Hypophyse hinunter, welche eine vermehrte Produktion des entsprechenden Hormons bewirkt.

Der Hypophysenvorderlappen (Adenohypophyse)

Er produziert folgende Hormone:

Das Thyroxin releasing hormone (TSH)
Dieses regt die Schilddrüsenzellen zu vermehrter Produktion der Schilddrüsenhormone T3 und T4 an. Werden deren Spiegel (Konzentrationen) im Blut zu hoch, so merkt dies der Hypothalamus und reduziert seine Stimulation wieder.

ACTH (Adenocorticotropes Hormon)
Dessen Ausschüttung wird in derselben Weise reguliert. Es stimuliert die Drüsenzellen der Nebennieren zu vermehrter Bildung von Cortisol.

FSH (Follikelstimulierendes Hormon)
In derselben Weise wird es reguliert und stimuliert die Produktion der Östrogene und die Follikelreifung der Eizelle und beim Mann die Produktion der Spermien.

LH (Luteinisierendes Hormon)
Es löst den Eisprung aus und stimuliert die Produktion des Progesterons (Gestagen) für die Bildung des Gelbkörpers. Beim Mann stimuliert es die Produktion des maskulinisierenden Hormons Testosteron, das auch bei der Frau in geringer Konzentration Bedeutung hat.

Prl (Prolaktin)
Es regt die Brustdrüse zur Milchbildung an und hemmt gleichzeitig die Bildung der Geschlechtshormone (Gonadotropine).

STH oder GH (Somatotropin oder Growth-Hormone)
Es fördert das Körperwachstum, so lange als die Knochenfugen (Epiphysenfugen) noch nicht verschlossen sind. Es fördert die Freisetzung von Fettgewebe und die Umwandlung von Fett in Zucker. Es setzt den insulinähnlichen Wachstumsfaktor frei (insuline-like growth factor IgF1).

MSH (Melanozytenstimulierendes Hormon oder Melanotropin)
Es regt die pigmentbildenden Zellen (Melanozyten) zu vermehrter Pigmentbildung an.

Der Hypophysenhinterlappen (Neurohypophyse)

Dessen Hormone werden im Hypothalamuskern selbst gebildet und wandern in den Hypophysenhinterlappen hinunter, der sie ins Blut freisetzt. Es handelt sich um zwei Hormone:

ADH (Adiuretin oder Vasopressin)
Dieses Hormon bewirkt den Einbau von Resorptionskanälen (Aquaporine) in die Sammelrohre der Nieren, so dass vermehrt Wasser aus dem Primärharn ins Blut zurückresorbiert wird.

Oxytocin
Dieses Hormon bewirkt, dass die Gebärmutter sich zusammenzieht (Kontraktion) und dass die Milch der Brustdrüsen ausgeschüttet wird.

Die Zirbeldrüse (Epiphyse) und das Melatonin

Sie ist etwa 7 mm gross und liegt ganz hinten unterhalb des Balkens.
Sie produziert, wenn es draussen dunkel wird, das Hormon Melatonin. Auch künstliches Licht unterdrückt seine Produktion und stört dadurch den Schlaf. Es wurde nachgewiesen, dass das Melatonin für das Lernen und das räumliche Gedächtnis von Bedeutung ist[2] . Das Melatonin spielt eine bedeutende Rolle für die Regulation des zirkadianen Rhythmus und des Schlafs. Melatonin ist heute als Schlafmittel in den USA frei verkäuflich. Das National Institute of Aging warnt indes vor dessen sorglosem Gebrauch.

Die Nervenzelle (Neuron)

Jede der etwa 100 Milliarden Nervenzellen des Gehirns besteht aus einem Zellkörper mit Zytoplasma und Zellkern. Aus diesem heraus spriessen einer oder mehrere Fortsätze für den Empfang der Information (Neuriten) und zudem ein zum Teil sehr langer Fortsatz für die Weiterleitung der Information (Neurit). Dieser kann bis über einen Meter lang sein. In all diesen Fortsätzen findet man im Innersten Zellflüssigkeit und Mitochondrien für die Zellatmung und Lieferung energiespendender Phosphate. Nervenzelle und Dendriten gehören zur grauen Substanz des Gehirns, da sie keine Myelinscheiden haben, die von weisser Farbe wären.

Die Dendriten
Sie sind vielfach verzweigt und besitzen die Fähigkeit mit ihren Endigungen andere Nervenzellen und Nervenfasern aufzusuchen, so dass die Vernetzung von Information im zentralen Nervensystem verstärkt wird. Diese Anpassungsleistung ist von grosser Bedeutung bei der Entwicklung des Gehirns im Kindesalter und bleibt bis ins hohe Alter erhalten. Erlernen neuer Fähigkeiten, Denken und Training kognitiver Aufgaben und Musizieren fördert neue Vernetzungen. Werden Fähigkeiten nicht gebraucht, so werden Vernetzungen der Dendriten abgebaut. Diese Anpassungsfähigkeit nennt man Plastizität des Gehirns.

Die Neuriten
Dies sind die weiterleitenden Nervenfasern. Sie verlaufen im Gehirn und Rückenmark in Bündeln und Bahnen und im Körper vereinigen sie sich zu Nervenwurzeln und Nerven.
Das Innerste des Neuriten heisst Axon (griechisch Achse). Es enthält die Zellmembranen, Zytoplasma und Mitochondrien und wird vom Zellkörper her ernährt. Das Axon wird durch Zellen des Bindegewebes des Gehirns (Gliazellen) durch mehrfaches Umwickeln mit einer myelinhaltigen Schicht umhüllt, die zu 95 % aus Fettstoffen besteht, mit hohem Gehalt an Cholesterin und mehrfach ungesättigten Fettsäuren, die dem Neuriten die weisse Farbe geben. Bei den Körpernerven sind es spezielle Zellen (Schwannzellen), welche die Myelinscheiden herstellen. Die Myelinscheide ist nach je weilen knapp jedem Tausendstelmillimeter immer wieder eingeschnürt (Ranviersche Schnürringe). Die Erregung springt von Schnürring zu Schnürring. Dadurch vergrössert sich die Nervenleitgeschwindigkeit ganz bedeutend.

Das Aktionspotential

An den Membranen der Nervenzellen wird Kalium hinein und Natrium hinausgepumpt. Dadurch herrscht an der Zellmembran ein elektrisches Potential von rund 80 tausendstel Volt (mV, Ruhepotential). Empfängt die Nervenzelle eine Vielzahl von Informationen aus ihren Dendriten, so erhöht sich das Potential, bis es zur Entladung kommt, so dass die Nervenzelle ihre Information durch ihren Neuriten weitergibt.

Ist das Nervensystem übererregt, so erhöht sich das Ruhepotential und es braucht nur wenig, bis die Entladung erfolgt. Ist das Ruhepotential erniedrigt, so reagiert die Nervenzelle spät und träge. Ein hoher Magnesiumspiegel, wie auch ein hoher Calciumspiegel im Blut stabilisieren das Nervensystem, während ein niedriges Natrium oder ein hohes Kalium dessen Erregbarkeit bedeutend erhöht.

Die Synapsen

Dies sind Verbindungen in denen die Signalübertragung von Nervenzellen auf andere oder auf Muskelfasern erfolgt. Die Komplexität der dendritischen Vernetzung im Gehirn ist unvorstellbar ausdifferenziert. Eine Kleinhirnzelle beispielsweise nimmt von über rund 100 000 dendritischen Synapsen Signale anderer Nervenzellen auf. Die Übertragung des Aktionspotentials über die Synapsen erfolgt in der Regel durch chemische Botenstoffe (Neurotransmitter).

Es gibt unterschiedliche Arten von Synapsen, solche mit erregenden und andere mit hemmenden Botenstoffen.

Botenstoffe des Nervensystems (Neurotransmitter)

Erregende Botenstoffe:
Glutamat ist der wichtigste exzitatorische Neurotransmitter des Gehirns und ist an vielen Prozessen beteiligt, so auch in den Regelkreisen der Steuerung der Motorik in den Stammganglien, wo die Parkinsonkrankheit und die Chorea Huntington entstehen. Ein spezieller Glutamatrezeptor, der NMDA Rezeptor, ist an Lernprozessen beteiligt[3].

Noradrenalin befindet sich in vielen Synapsen von Kernen des Hirnstamms. Im vegetativen Nervensystem im Körper überträgt es die Signale der Ganglien (Schaltstationen) des Sympathikus (erregendes vegetatives System).

Adrenalin ist dagegen kein Neurotransmitter. Es wird ausschliesslich als Hormon von der Nebennierenrinde ausgeschüttet und entfaltet dabei seine Wirkung an den Synapsen des Noradrenalins im ganzen Organismus.

Acetylcholin wirkt im parasympathischen (beruhigenden) vegetativen Nervensystem in den Ganglien und an den Synapsen der Übertragung der Signale der motorischen Nerven auf die Muskelfasern (motorische Endplatte).

Hemmende Botenstoffe im Gehirn:
GABA (γ-Aminobuttersäure) ist der wichtigste hemmende Botenstoff des Gehirns. GABA wirkt an den Synapsen vieler Kerne im Gehirn. Die Medikamentengruppe der Benzodiazepine (Valium, Temesta usw.) wirken an den GABA-Rezeptoren dieser Synapsen und bewirken auf diesem Wege eine allgemeine Dämpfung des zentralen Nervensystems. So wirken sie sedierend (einschläfernd), angstlösend und vermindern die Muskelspannung.

Glycin ist ein hemmender Neurotransmitter, den man vor allem im Rückenmark findet.

Serotonin spielt vor allem im Bereich des Hirnstamms und der Hypophyse eine Rolle. Es wirkt in gewissem Masse aufhellend auf die Stimmung. Darum versucht man bei Depressionen die Stimmung durch eine medikamentöse Erhöhung des Serotoninspiegels aufzuhellen.

Die Bedeutung der Gliazellen im Gehirn

Der Name Glia stammt vom Griechischen und bedeutet „Leim“. Früh hatte man die Stützfunktion der Gliazellen und ihrer Fasern für die Nervenzellen (Neurone) erkannt. Die meisten Gliazellen stammen vom äusseren Keimblatt ab (Ektoderm), die Mikrogliazellen dagegen vom mittleren Keimblatt (Mesoderm). Nach heutigen Kenntnissen bilden die Gliazellen nicht nur ein Stützgerüst für die Nervenzellen. Durch ihre schützende Umhüllung sorgen sie auch für elektrische Isolation. Im Weiteren sind Gliazellen massgeblich am Stofftransport und Flüssigkeitsaustausch und an der Aufrechterhaltung der Homöostase im Gehirn beteiligt. Darüber hinaus wirken sie auch am Prozess der Informationsverarbeitung, -speicherung und -weiterleitung mit. Gliazellen sind meist kleiner als Nervenzellen. Im Hypophysenhinterlappen (Neurohypophyse) beeinflussen spezialisierte Gliazellen (Pituizyten) Transport, Speicherung und Freigabe der Hormone Adiuretin (ADH) und Oxytocin durch die Nervenfasern.

Die meisten Gliazellen des Gehirns sind Astrozyten, die mit ihren vielen Fortsätzen Sternen gleichen. Sie regulieren den Kalium- und Flüssigkeitshaushalt im Gehirn und den Säurebasenhaushalt. Auch sind sie an der Informationsverarbeitung im Gehirn beteiligt. Sie enthalten Bläschen (Vesikel) mit dem erregenden Neurotransmitter Glutamat. Durch dessen Freisetzung können sie benachbarte Nervenzellen aktivieren. Werden Nervenfasern (Axone) verletzt, so bilden sie Glianarben. Dadurch verhindern sie allerdings ein neues Auswachsen der Nervenfasern und verhindern so die Heilung von Querschnittlähmungen. In der frühen Hirnentwicklung dienen spezielle Astrozyten wichtigen Leitstrukturen. Die Oligodendrogliazellen bildet das Myelin für die elektrische Isolation der Nervenfasern (Axone).

Die Mikrogliazellen machen ca. 20 % aller Gliazellen aus. Während der Hirnentwicklung sorgen sie für die richtige Anzahl Vorläuferzellen der Nervenzellen (Neurone). Danach beteiligen sie sich an der Immunabwehr, indem sie sich in Fresszellen (Makrophagen) umwandeln. Da Antikörper wegen der Blut-Hirnschranke nicht ins Gehirn gelangen können, sind die Mikrogliazellen für die Immunabwehr gegen Entzündungen im Gehirn verantwortlich. Auch unterstützen sie die Nervenzellen bei ihrer Regeneration nach Verletzungen[4]. Damit haben die Mikrogliazellen eine ähnliche Funktion wie die Makrophagen (Fresszellen) des Immunsystems in anderen Geweben, da sie Zellreste abgestorbener Nervenzellen und Oligodendrozyten durch Phagozytose (Einverleiben und Auflösen) beseitigen.

Man vermutet, dass die Mikrogliazellen in der Embryonalentwicklung, wie andere Immunzellen, aus Vorläuferzellen des blutbildenden Systems entstehen. Sie wirken im Gehirn auch als Antigen-präsentierende Zellen, sobald sie durch ein verdächtiges Molekül aktiviert werden. Diese Aktivierung ist zum Beispiel an den degenerativen Entzündungsprozessen der Multiplen Sklerose beteiligt. Wie Amöben wandern sie an den Entzündungsort und sammeln sich dort an. Dort angekommen, beseitigen sie Zellgifte wie Wasserstoffsuperoxid oder Stickstoffmonoxyd abgestorbener Zellsubstanzen und Fremdkörper. Nach dem Abbau von defekten körpereigenen und fremden Bestandteilen geben sie spezifische Zytokine (Interleukin-1, Tumornekrosefaktor α, Interferon γ in den Raum ausserhalb der Zellen (Extrazellulärraum) ab. Dadurch vermehren sich die Astrozyten und bilden Glianarbengewebe.

Die Hohlräume des Gehirns und die Flüssigkeit in Gehirn und Rückenmark

Die Hirnflüssigkeit (Liquor cerebrospinalis) wird in den beiden seitlich gelegenen Hohlräumen (Seitenventrikel) aus Kapillaren, einer Art Gefässknäuel (Plexus chorioideus) abgesondert. Dieser sorgt auf sehr komplexe Weise für den Stofftransport aus dem Blut ins Gehirn und verhindert gleichzeitig, dass unerlaubte Substanzen aus dem Blut zu den Hirnhäuten und in die Hirnflüssigkeit gelangen können (Blut-Hirnschranke). Von den Seitenventrikeln fliesst die Hirnflüssigkeit in den mittelständigen dritten Ventrikel, von da in den darunter liegenden vierten Ventrikel und von da aus in den dünnen, in der Mitte des Rückenmarks gelegenen Spinalkanal. Danach gelangt die Hirnflüssigkeit in den Raum der spinngewebigen Hirnhaut (Meningea arachnoidea) und wird von dort ins Blut zurückresorbiert. Die Hirnflüssigkeit enthält beim Gesunden nur wenig Eiweiss und ganz wenige weisse Blutkörperchen.

Die Blut-Hirnschranke

Sie schützt das Gehirn vor im Blut zirkulierenden Krankheitserregern, Giftstoffen und Botenstoffen. Sie ist ein hochselektiver Filter über den die vom Gehirn benötigten Nährstoffe zugeführt und im Stoffwechsel entstandene Stoffwechselprodukte abgeführt werden. Dieser ganze Stoffaustausch wird durch eine Vielzahl genial konzipierter Transportprozesse gewährleistet.

Die Blut-Hirnschranke ist nur sehr selten Ursache von Krankheit, jedoch wird sie oft durch Krankheiten belastet. Medikamente hält sie im Allgemeinen zurück, so dass die Pharmaindustrie viel Forschungsarbeit leisten muss, um Medikamente an den gewünschten Wirkungsort im Gehirn zu bringen. Die Blutkapillaren sind durch so genannte „Tight junctions" äusserst sorgsam gegen das Gehirngewebe abgedichtet. Gliazellen wachen äusserst sorgsam darüber, dass die Kapillaren dicht sind.

Die Masse des Gehirns beträgt nur 2 % der Körpermasse. Der Anteil am Nährstoffbedarf liegt aber bei ungefähr 20 %. Im Gegensatz zu anderen Organen verfügt das Gehirn über fast gar keine Nährstoff- und Sauerstoffreserven. Auch können Nervenzellen höchstens 3 Minuten ohne Sauerstoff überleben. Störungen des Säurebasenhaushaltes (pH-Abweichungen) verträgt das Gehirn nicht, auch dürfen keine Schwankungen des Kaliumgehaltes in das Gehirn gelangen und ebenso wenig die in den Blutgefässen zirkulierenden Botenstoffe der Synapsen (Neurotransmitter). Die sehr weitgehende Undurchlässigkeit der Blut-Hirnschranke für im Blut zirkulierende Krankheitserreger, Antikörper und weisse Blutkörperchen (Leukozyten) machen sie zu einer immunologischen Barriere, so dass die Zellen der Mikroglia die Funktion der Immunabwehr übernehmen müssen.

Der hohe Energiebedarf des Gehirns erzeugt überdurchschnittlich viele Stoffwechsel-Abbauprodukte, die über die Blut-Hirnschranke abgeführt werden müssen.

Die komplexen Funktionen des Gehirns sind an hochempfindliche elektrochemische und biochemische Vorgänge gebunden, die nur in einem konstanten inneren Milieu, der Homöostase, weitgehend störungsfrei ablaufen können. Veränderungen der Blut-Hirnschranke bewirken Änderungen des Zustandes des Zentralnervensystems, was wiederum zu Funktionseinschränkungen oder Erkrankungen des zentralen Nervensystems führen kann. Dementsprechend steht eine Reihe neurologischer Erkrankungen mit Veränderungen der Blut-Hirnschranke in Zusammenhang.

Das Gehirn wird von über 100 Milliarden Kapillargefässen durchzogen, deren Gesamtlänge auf ca. 600 km berechnet wurde[5]. In der Grosshirnrinde finden sich 300 bis 800 Kapillarquerschnitte pro mm^2. Die Gesamtfläche der Blutgefässe im Gehirn wird auf 12 bis 20 m^2 geschätzt[6,7]. Damit wird die Abdichtung dieser grossen Fläche der Kapillaren zu einer grossen Aufgabe. Die Zellen, welche die Kapillarwände bilden (Endothelzellen) sind dünn.

Im Gegensatz zu den Kapillaren im übrigen Körper, sind sie aber durch Verklebung (Tight junctions) untereinander abgedichtet. Die Astrozyten der Makroglia überwachen die Bildung und Abdichtung der Endothelzellen und legen zudem zur Abdichtung komplexe Endfüsschen auf die Kapillarwände.

Hochspezialisierte Zellen der Mikroglia (Perizyten) regulieren die Zellteilung der Endothelzellen der Kapillarwände. Sie sondern die Substanz Aktin ab, mit welcher sie den Durchmesser der Kapillaren verändern und dadurch den Blutdruck in den Hirngefässen regulieren können. Auch diese Perizyten sind fähig, sich in Fresszellen umzuwandeln und Fremd- und Giftstoffe zu eliminieren und den Immunzellen Antigene zu präsentieren[8, 9, 10, 11].

Der Transport durch die Blut-Hirnschranke

Die Membranen der Blut-Hirnschranke sind fetthaltig (lipophil). Trotzdem können ganz kleine Moleküle (kleiner als 0,52 nm^2) durch die Blut-Hirnschranke hindurchdiffundieren. Dies ist aber nur dadurch möglich, dass jeweils ein ganz kleiner Knick (Kink) eines Membranmoleküls eine kleine Lücke schafft, die mit dem Molekül durch die Membran hindurchwandert[12, 13, 14]. Fettlösliche (lipophile) Substanzen können prinzipiell am leichtesten die aus Fettsäuren aufgebaute Plasmamembran der Zellen passieren. Trotzdem können 98 % der Medikamente, die kleine fettlösliche Moleküle sind und ätherische Öle ab dem 6. Altersjahr, nicht mehr ins Gehirn eindringen.

Kleine Moleküle die polar geladen sind, wie das Wassermolekül können nur sehr eingeschränkt über die hydrophoben Knicke (Kinks) durch die Wand der Kapillaren diffundieren. Trotzdem können grosse Mengen Wasser durch die Blut-Hirnschranke hindurch zum Gehirn gelangen. Hierfür gibt es in den Membranen hydrophile (wasserlösliche) Eiweissmoleküle (Aquaporine, Kanalproteine). Auch Glycerin und Harnstoffmoleküle können durch solche Kanalproteine hindurchgelangen.

Für den Transport von Traubenzucker (Glucose) und Aminosäuren zum Gehirn gibt es in der Membran der Kapillaren ein spezielles Transportsystem (GLUT-1 Transporter). Andere Transportsysteme (MCT-1 und 2) können organische Säuren, wie Milchsäure, Brenztraubensäure (Pyruvat) und Mevalonat, Butyrate und Acetat transportieren. Auch für Nährstoffe, Vitamine, Hormone, Spurenelemente und Folsäure gibt es spezielle Transportsysteme.

Für verschiedene grössere Moleküle gibt es ganz spezielle Transportsysteme, die Energie verbrauchen. Ausgewählte grosse Moleküle, wie z. B. das eisenhaltige Transferrin oder etwa das für das Gehirn sehr wichtige LDL-Cholesterin werden durch kleine Bläschen durch die Membran der Kapillaren geschleust (vesikulärer Transport), so auch Insulin und andere Peptidhormone und Zytokine für die Immunabwehr. Andere ausgewählte Peptide (kurzkettige Eiweisse) und Proteine (grössere Eiweissmoleküle) werden auf Grund ihrer positiven Ladung durch die Membran geschleust (kationischer Transport)[15].

Viele neurodegenerative Krankheiten, aber auch die Zuckerkrankheit stören die Blut-Hirnschranke empfindlich. Auch können gewisse Krankheitserreger diese Barriere überwinden, so das HIV- und andere Viren und einige Bakterien, z. B. Neisseria meningitidis oder das Cholerabakterium (Vibrio cholerae)[16].

Das Verhalten der Blut-Hirnschranke beim Stofftransport in und aus dem Gehirn

Stark fettlösliche, unpolare Stoffe (Lösungsmittel) und chlorierte Kohlenwasserstoffe dringen ungehindert durch die lipidhaltigen Membranen der Blut-Hirnschranke ins Gehirn ein. Andere Stoffe, wie z. B. viele Nährstoffe (Aminosäuren, Zucker, Vitamine) können nur durch aktive und passive Transportsysteme die Blut-Hirnschranke passieren. Alle genannten Zelltypen der Blut-Hirnschranke bilden ein funktionelles System, was man auch „Neurovaskuläre Einheit" nennt. Diese gewährleistet den ungehinderten Transport lebensnotwendiger Nährstoffe aus dem Blut, den Abtransport von Abbauprodukten des Stoffwechsels aus dem Gehirn ins Blut und das Erkennen und Eliminieren schädlicher Fremdstoffe oder Toxine, insofern sie nicht fettlöslich sind. Zu diesem Zweck verfügt die Blut-Hirnschranke über spezifische Stofftransportsysteme.

Für grössere Molekülkomplexe, Viren und kleine Partikel erfolgt der Transport in kleinen Bläschen (Vesikeln), welche auf komplexe Weise durch die Membran geschleust werden. Einige der Transportsysteme sind nur in einer Richtung aktiv, wie zum Beispiel das P-Glykoprotein-System in der Membran der Kapillarwände. Dieses bindet Fremd- und Schadstoffe an seinem Rezeptor (PgP-Rezeptor) und schleust Fremd- und Schadstoffe aus dem Gehirn ins Blut. Die Blut-Hirnschranke kann auch neurologisch und immunologisch aktive Stoffe wie Stickoxyd (NO), Prostaglandine und Zytokine (Botenstoffe aus Immunzellen) aus dem Gehirn ins Blut schleusen.

Andrerseits ist die Blut-Hirnschanke bei den Liquorhöhlen (Hirnventrikeln) und beim Riechhirn weniger dicht, so dass aus dem Körper aktivierende Botenstoffe (Zytokine, wie die Interleukine IL1-α, IL1-β, IL- 6, TNF-α und Interferon IFN-γ) aus Entzündungen und Eiterherden des Körpers, des Darmes oder aus Zahnwurzelabszessen zum Gehirn eindringen können. Diese aktivieren das Immunsystem der Mikroglia und sind damit zu einem grossen Teil für die chronischen Entzündungsprozesse im Gehirn, die der Multiplen Sklerose und den anderen neurodegenerativen Krankheiten zu Grunde liegen, verantwortlich[17].

Auch konnten verschiedene Studien zeigen, dass insgesamt 12 verschiedene Interleukine die Blut-Hirnschranke überwinden und so vom Blut ins Gehirn gelangen können. So wurde nachgewiesen, dass verschiedene Zytokine, darunter IL1-α, IL1-β, TNF-α und IFN-γ bei hoher Konzentration im Blut ins Gehirn gelangen können. Daraus wurde geschlossen, dass es für diese Zytokine in der Membran der Endothelzellen der Kapillaren des Gehirns spezifische Transportsysteme geben muss[18].

Die Wirkung des Alkoholkonsums auf die Blut-Hirnschranke

Alkoholkonsum schädigt die Blut-Hirnschranke. Er ist ein Hauptrisikofaktor für entzündliche Erkrankungen des Nervensystems und für die Anfälligkeit gegenüber bakteriellen Infektionen[19, 20, 21]. In der Schädigung der Blut-Hirnschranke durch Alkohol wird ein wesentlicher Einflussfaktor für die Entstehung einiger neurodegenerativer Erkrankungen gesehen[22]. Die Schädigung der Blut-Hirnschranke ist sowohl durch neuropathologische Untersuchungen von Alkoholabhängigen als auch durch Tierversuche belegt[23]. Im Tierversuch wurde festgestellt, dass das durch den Alkoholkonsum aktivierte Enzym Myosin-leichte-Ketten-Kinase (MLCK) in den Endothelien zu einer Phosphorylierung mehrerer Tight junctions, bzw. Zytoskelett-Proteine führt, wodurch die Integrität der Blut-Hirnschranke in Mitleidenschaft gezogen wird[24]. Alkoholkonsum führt zu einem bedeutenden oxydativen Stress, der die Blut-Hirnschranke zusätzlich schädigt[25]. Nicht der Alkohol selbst, sondern seine Abbauprodukte (Metaboliten) aktivieren das Myosin-Leichtketten-Enzym (MLCK) in den Endothelzellen der Kapillarwände. Die Schädigung der Blut-Hirnbarriere durch den Konsum von Alkohol begünstigt das Eindringen von weissen Blutkörperchen (Leukozyten) ins Gehirn, was Entzündungsvorgänge im Gehirn, wie sie bei der Multiplen Sklerose bedeutend sind, begünstigt[22].

Die Wirkung des Rauchens auf die Blut-Hirnschranke

In mehreren Studien wurde festgestellt, dass Raucher ein bedeutend höheres Risiko haben, an einer Demenz durch die Alzheimerkrankheit zu erkranken, als Nichtraucher[26]. Eine länger dauernde Gabe von Nikotin an Versuchstiere verändert sowohl die Funktion, als auch den Aufbau der Blut-Hirnschranke[27]. In epidemiologischen Studien wurde für Raucher ein bedeutend höheres Risiko für bakterielle Hirnhautentzündungen nachgewiesen[28].

Die Wirkung elektromagnetischer Strahlung auf das menschliche Gehirn und die Blut-Hirnschranke

Die gesundheitsschädigende Wirkung der gepulsten Hochfrequenzstrahlung des Mobilfunks, im Mega- bis Gigaherzbereich sind wissenschaftlich belegt[29]. Ähnlich ist auch die Strahlung der mobilen Haustelefone, der drahtlosen Verbindungen an Computern, WLAN und Fernbedienungen. Uneinig ist man sich noch über die Schädlichkeit derselben Strahlung in geringerem Energiebereich. Bei hoher Energiedichte elektromagnetischer Strahlung wurde in betroffenem Körpergewebe eine bedeutende Erwärmung beobachtet. Im Schädel kann diese Erwärmung die Blut-Hirnschranke negativ beeinflussen und durchlässiger machen[30]. Bei den im Mobilfunk verwendeten Leistungen während eines 15-minütigen Gesprächs erwärmt sich das Gehirn wesentlich weniger stark als durch ein warmes Bad, wobei die Erwärmung durch das Bad keinen Schaden ausübt[27]. An der schwedischen Universität in Lund wurde nachgewiesen, dass sowohl die Blut-Hirnschranke, als auch die Neurone des Gehirns auch ohne Effekt von Erwärmung durch Mobilfunkstrahlung beschädigt werden[31, 32, 33, 34].

Die Physik unterscheidet elektromagnetische Wellen und Skalarwellen.
Im Mobilfunk werden Skalarwellen mitverwendet. Sie haben die Eigenschaft, dass sie wie Presslufthämmer Wände aus Beton durchdringen, um in den Häusern bis ins hinterste Kinderzimmer, in den mit Eisenbeton armierten Keller und in die Untergeschosse von Warenhäusern und anderen Einkaufstempeln zu gelangen. Die Physik unterscheidet transversale Wellen (Hertz) von Skalarwellen (Tesla). Transversale Wellen können nicht in Metallgitter oder -käfige eindringen (Faraday-Käfig). So dringen sie kaum durch armierte Betonwände und Decken und gar nicht in ein Automobil oder einen Lift ein. Tesla hat vor 100 Jahren eine Wellenart entdeckt, welche von nichts abgehalten werden kann und durch alles hindurchdringt, die Skalarwelle. Dies ist eine Longitudinalwelle, die längsgerichtet ist und Wellenwirbel bildet. Der Mobilfunk arbeitet heute überwiegend mit Skalarwellen. Tesla machte seine ersten Versuche mit einer selbst gebauten Sendestation auf einer Alp. Dort weidete eine Kuhherde. Auf seinem Film sieht man, dass immer wenn er den Sender einschaltete, die Kühe sich wild im Kreise drehten. Sobald er den Sender ausschaltete, frassen sie ruhig weiter.

Das Problem der Schädlichkeit liegt darin, dass unser biologisches System auch mit Skalarwellen arbeitet, so die morphogenetischen Felder, welche die bei der Ausdifferenzierung der Formen des Körpers auf Grund der genetischen Anlage wirksam sind. Das Sonnenlicht kommt als Transversalwelle an und wird beim Eingang ins biologische System in Skalarwellen (stehende Lichtwelle = Photon) umgewandelt und in der Erbsubstanz der Zellen nach dem LASER-Prinzip massiv verstärkt und gespeichert. Das Frequenzmuster der spontanen Hirnaktivität im Elektroenzephalogramm stimmt mit demjenigen der Sonnenlichtstrahlung überein. Das menschliche Gehirn arbeitet mit Skalarwellen und im Frequenzfenster der Skalarwellen der Mobiltelefonie erfolgt bei 10 Hz fatalerweise die Taktung der Hirnströme[35].

Die Myelin-Markscheiden, eine empfindliche Substanz

Myelin ist eine Biomembran, mit welcher die Nervenstränge (Axone) spiralförmig umhüllt sind. Es besteht zu 70 % aus Fettstoffen (Lipiden) und zu 30 % aus Eiweiss. Wegen des hohen Fettgehales erscheinen die rasch leitenden Nervenbahnen weiss und bilden somit im Gehirn die weisse Substanz. Auch die rasch leitenden Nervenfasern im Körper sind von Myelinscheiden umhüllt.

Im Gehirn wird das Myelin von Zellen der Mikroglia (Oligodendrozyten) gebildet, in den Nerven im Körper von so genannten Schwannschen Zellen. Myelin ist recht komplex zusammengesetzt: Bei den Fettstoffen des Myelins handelt es sich zu 25 % um Cholesterin, zu 20 % um Galactocerebrosid, zu 5 % um Galactosulfatid und zu 50 % hauptsächlich um Phosphatidylethanolamin und Lecithin. Bei den Eiweissen handelt es sich um basische Myeloproteine (MBP), Proteolipid-Protein (PLP/DM20), um Myelin-assoziiertes Glykoprotein (MAG) und Connexin (CX32). Im Gehirn kommt Myelin-Oligodendrozyten-Glykoprotein (MOG) dazu und in den Nerven des Körpers Protein Null (P0, MPZ) und so genanntes peripheres Myeloprotein-22 (PMP-22). Proteolipid-Protein (PLP), auch Lipophilin genannt, ist bedeutend für die Stabilisierung der Markscheiden.

Erbkrankheiten mit mangelhafter Myelinbildung sind selten. Man nennt sie Leukodystrophien.

Demyelinisierende Erkrankungen

Sie entstehen durch eine Beschädigung der Myelinscheiden, bis die in ihrem Zentrum verlaufende Nervenfaser zu Grunde geht. Man nennt sie auch Entmarkungskrankheiten.

Die Multiple Sklerose ist weitaus die häufigste, andere seltene sind die akute disseminierte Enzephalomyelitis (ADEM), die akute motorische Axonale Neuropathie, die Balo-Krankheit, die chronisch inflammatorische demyelinisierende Polyneuropathie, die funikuläre Myelose, das Miller-Fischer Syndrom, die Myelitis transversa und die Neuromyelitis optica (Devic-Syndrom).

Remyelinisation

Die Oligodendrozyten der Mikroglia des Gehirns sind fähig, die Myelinscheiden zu reparieren. Beim gesunden Hirn ist diese Regenerationsfähigkeit äusserst wirksam. Die reparierten Myelinscheiden sind aber deutlich dünner. Bei der Multiplen Sklerose ist aber diese Fähigkeit der Remyelinisation durch Autoimmunprozesse so stark beeinträchtigt, dass sie für eine Heilung nicht genügt.

Derzeit wird an vielen Zentren erforscht, warum die Remyelinisation bei der Multiplen Sklerose nicht gelingt. Offenbar gelangen die Stammzellen der Oligodendrozyten nicht zur Reifung. Botenstoffe von Entzündungszellen (Zytokine) hemmen die Reifung der Oligodendrozyten aus ihren Vorstufen. Die Tumornekrosefaktoren 2 und α spielen hierbei eine Schlüsselrolle[36]. So genannte Chemokine leiten die Oligodendrozyten an den Ort degenerierenden Myelins und fördern die Reifung der Oligodendrozyten. Bei der Multiplen Sklerose ist das Chemokin CXCL12 stark vermindert. Zudem sollen Rückstände von degeneriertem Myelin den Zellrezeptor LINGO1 aktivieren, welcher die Remyelinisierung und Reifung von Oligodendrozyten verhindert[32]. Mit zunehmendem Alter nimmt die Fähigkeit zur Remyelinisierung ab. Man nimmt an, dass hierfür verantwortliche Gene in ihrer Aktivität abgeschwächt werden[37]. Gewisse Wachstumsfaktoren fördern die Remyelinisation, so der Faktor EGF und andere[32]. Auch fand man gewisse Zellrezeptoren (Toll-like receptors), welche die Reifung der Oligodendrozyten und damit die Remyelinisation hemmen[38].

Eine Vielzahl anderer Faktoren und Einflüsse sind in Erforschung. Bei der Multiplen Sklerose wurde nachgewiesen, dass die Remyelinisation anfangs noch sehr effizient ist, dass sie aber umso mehr versagt, als die Krankheit ihren chronischen Verlauf nimmt[39]. Die Forscher versuchen Medikamente zu finden, welche die Rezeptoren Notch-1, Wnt und LINGO1, welche die Zellreifung hemmen, blockieren würden.

Das Guillain-Barré-Syndrom (GBS)

Beim Guillain-Barré Syndrom werden die Myelinscheiden der für die Bewegungsmotorik verantwortlichen Nerven (Motoneurone) des Körpers durch Autoimmunprozesse angegriffen. Dadurch entsteht eine aufsteigende Lähmung, die teils schlaff, teils spastisch sich äussert. Hier sind vor allem die aus dem Rückenmark herauskommenden vorderen Nervenwurzeln von der Demyelinisation betroffen (Polyradikulitis) und die zugehörigen vorderen Nervenabschnitte. Die genaue Ursache ist nicht geklärt. Bei ⅔ der Erkrankten ging eine Infektion voraus. Häufig nachgewiesene Erreger sind: Campylobacter jejuni, Epstein-Barr-Virus, Cytomegalievirus und das Varicella-Zostervirus. Diese Infektionen hinterlassen oft eine vorübergehende Schwächung des Immunsystems. Das Guillain-Barré Syndrom kann aber auch nach einer Grippeimpfung oder einer Tetanusimpfung auftreten[40,41]

Beim Guillain-Barré Syndrom können die von den Füssen nach oben aufsteigenden Lähmungen sich innert Stunden oder auch viel langsamer, innert Monaten entwickeln. Steigen die Lähmungen bis zur Atemmuskulatur auf, muss auf der Intensivpflegestation künstlich beatmet werden. Zu 80 % bilden sich die Lähmungen vollständig zurück. Bei jedem fünften Patienten entstehen jedoch bleibende Lähmungen. Jedes Jahr erkranken 2 bis 3 unter 100 000 Menschen an einem Guillain-Barré Syndrom, Männer etwas häufiger als Frauen. Selten können zusätzlich auch Hirnnerven oder sensible Nerven (Empfindungsnerven) befallen werden und können Herzrhythmusstörungen auftreten, durch den Befall vegetativer Nervenfasern.

Ob Lähmungen bleiben oder nicht, hängt davon ab, ob dem Organismus eine Remyelinisation gelingt, bevor die nackt gewordenen Nervenfasern (Axone) zu Grunde gehen. Formen, welche diese rasch und stark angreifen nennt man axonale Formen. Dazu gehört die akute motorische und sensible axonale Neuropathie (AMSAN), die in China und Japan häufiger ist und die akute motorische axonale Neuropathie (AMAN). In Nordamerika diagnostiziert man beim Guillain-Barré Syndrom zu 5 bis 10 % die prognostisch ungünstigen axonalen Formen. Eine besonders langsam in Erscheinung tretende Variante nennt man subakute inflammatorische (entzündliche) demyelinisierende Polyradikuloneuropathie (SIDP)[42].

Wenn die Diagnose frühzeitig gestellt wird, kann das Gauillain-Barré Syndrom in der Regel vollständig geheilt werden. Bei akuten und schweren Fällen werden Immunglobulininfusionen und eine Plasmapherese angewandt[36].

Krankheiten durch die Einlagerung von degenerativen Eiweissen

Die TAU-Proteine

Ihr Name wird vom griechischen Buchstaben TAU abgeleitet.
Es handelt sich um so genannte Struktureiweisse, welche durch Phosphorylierung in ihrer Molekülstruktur so verändert worden sind, dass sie ihre Aufgabe, in die Mikrotubuli des Zellskeletts eingebaut zu werden, nicht mehr erfüllen können. Dadurch lagern sie sich in die Nervenzellen (Neurone) des Gehirns ein und bilden darin verdrehte Fasern (verdrehte Fibrillen). Neun verschiedene solcher Krankheiten, die man Tauopathien nennt, sind bekannt. Die Fibrillen zerstören die Neurone vollständig, so dass das Gehirn nach und nach zu Grunde geht.

Die weitaus häufigste und bekannteste unter den Tauopathien ist die Alzheimerkrankheit. Bei ihr findet zudem eine intensive Ablagerung von Betaamyloiden in die Zwischenzellsubstanz, die Grundsubstanz des Gehirns, statt. Die Alzheimerkrankheit ist keine Erbkrankheit. Ursächliche Zusammenhänge mit der allgemein verbreiteten Fehlernährung mit viel tierischen Produkten, mit diversen Umweltschadstoffen und mit der gepulsten Hochfreuquenzstrahlung der mobilen Telefonie wurden aufgezeigt. Die Tauopathien, so die Alzheimerkankheit werden in unserem Bircher-Benner Handbuch Nr. 24, zur Verhütung von Demenz und Alzheimerkrankheit, behandelt.

Die Amyloidose

Als Amyloidose bezeichnet man die Anreicherung von abnorm veränderten Eiweissen in der Zwischenzellsubstanz, der Grundsubstanz des zarten Bindegewebes, das den ganzen Körper durchdringt und jeglichen Stoffaustausch zwischen den Blutkapillaren und den Zellen sicherstellt. Die degenerative Veränderung bewirkt, dass diese Eiweisse nicht mehr wasserlöslich sind. Dadurch liegen sie in Form kleiner Fasern, so genannter Fibrillen vor. Man nennt sie β-Fibrillen. Diese krankhaften Ablagerungen kommen durch einen krankhaft veränderten Stoffwechsel durch die allgemein verbreitete Fehlernährung zustande. Der Name Amyloid kommt daher, dass diese Ablagerungen unter dem Mikroskop stärkeähnlich aussehen.

Der Amyloidose liegt eine Störung der Faltung eines normalerweise löslichen Proteins zu Grunde[43]. Langjährige Fehlernährung und mehrere verschiedene Krankheiten können durch eine gestörte Stoffwechselökonomie, das heisst durch Überproduktion, fehlenden oder verminderten Abbau oder eine gestörte Ausscheidung bestimmter Proteine, die Amyloidose auslösen. Die Proteine liegen in den Blutgefässen und Kapillaren in gelöster Form vor. Steigt ihre Konzentration an, so geraten sie in die Zwischenzellsubstanz der umliegenden Gewebe und werden von Enzymen angegriffen. Durch Zusammenlagerung der dadurch entstehenden Aminosäurenketten im Bereich der β-Faltblattstrukturen bilden sich unlösliche Komplexe in Form mikroskopisch kleiner Fasern (Fibrillen). Diese Fibrillen sind gegenüber einer Einverleibung durch und in Fresszellen (Phagozytose und Proteolyse durch Makrophagen) resistent, so dass sie nicht mehr abgebaut werden können.

Bei so genannten primären Amyloidosen findet man keine zu Grunde liegende Krankheit. Sie sind selten und kommen teils familiär gehäuft vor. Weitaus am häufigsten sind die sekundären Amyloidosen. Hier findet man eine Grundkrankheit als Ursache, zum Beispiel chronische Entzündungen, chronische Infektionen, Tumoren des lymphatischen Systems oder eine langjährige Dialysebehandlung.

Viele betagte Menschen leiden an einer Altersamyloidose, einer Ablagerung vor allem im Herzen oder im Gehirn, in Form von β-Amyloid in der Zwischenzellsubstanz, so bei der Alzheimerkrankheit. Sie wird auch als AS-Amyloidose oder senile Amyloidose bezeichnet. Ihre Ursache liegt in der allgemein verbreiteten Fehlernährung und der dadurch massiv gestörten Stoffwechselökonomie. Im Gehirn und den Nerven entstehen durch die Amyloidablagerungen Funktionsstörungen aller Art, bis zur Alzheimer-Demenz. An den Nerven im Körper (den peripheren Nerven), kommt es zu oft sehr schmerzhaften Gefühls- oder Bewegungsstörungen. Ein Befall des vegetativen Nervensystems führt zu Blutdruckabfall im Stehen (orthostatische Schwäche), verfrühtem Sättigungsgefühl infolge verminderter Magenentleerung, Erektionsstörungen, gestörter Darmperistaltik mit Blähungen, Bauchschmerzen und Stuhlunregelmässigkeiten. In diesem Buch beschränken wir uns auf die Auswirkungen der Amyloidose auf das zentrale und periphere Nervensystem.

Die Wirkung der Ernährung auf das zentrale Nervensystem

Zweierlei Nahrungsenergie

Die Physiker unterscheiden zweierlei Energie, geordnete und chaotische Energie. Geordnete Energie speichert Information. Chaotische Energie kann nichts speichern. Wärmeenergie ist chaotische Energie. Höchstgeordnete Energie ist das Sonnenlicht. Dessen Information gleicht einer grossen Symphonie. Hören wir eine Symphonie, so entsteht keine Wärme, aber sie vermittelt Informationen: ein hochgeordnetes Klanggebilde, das präzise Empfindungen und Gefühle auslöst. Über seine komplexen Schwingungen vermittelt und ordnet das Sonnenlicht die genetisch vorgegebene Information, die für das Wachstum, die Differenzierung und Regeneration alles Lebendigen auf der Erde notwendig ist.

Ein grünes Blatt enthält rund eine Million Chlorophylltrichter. An der Basis jedes Trichters befinden sich je zwei Chlorophyll A-Moleküle. Der Trichter reflektiert das einfallende Licht in die Basis, wo die Chlorophyll A-Moleküle, mit den Schwingungen der Sonnenlichtstrahlung synchron, in maximale Resonanz treten (Kohärenz). Die Energie aus dieser Resonanz wandeln sie um in UV-Licht, so dass sie für unser Auge unsichtbar leuchten. Dieses Licht durchströmt den ganzen Pflanzenkörper bis in die Wurzelspitzen[44,45]. Alle lebendigen Zellen speichern in ihren Molekülen UV-Licht, ganz besonders in den ringförmigen Molekülen.

Die weitaus stärkste Lichtspeicherung erfolgt aber in der Doppelspirale der Erbsubstanz der Zellkerne. Die Doppelspirale der Erbsubstanz (DNA) kann sich nach rechts oder nach links aufwinden oder sie kann kleeblattartige Ausstülpungen bilden, wobei sie ganz spezifische UV-Lichtspektren abstrahlt[46]. Die Doppelspirale der DNA dient als Hohlraumresonator für die rhythmische LASER-Verstärkung des UV-Lichtes in unseren Zellen[47]. Damit ein LASER zu arbeiten beginnt, muss er eine gewisse Menge an Energie erhalten. Die Biophysiker nennen diese minimale Energiezufuhr die LASER-Schwelle. In ihren Experimenten haben Forscher der internationalen Akademie für Biophotonenforschung die LASER-Schwelle an pflanzlichen Geweben gemessen[43].

Genau wie die Pflanzen speichern menschliche und tierische Zellen in ihrer DNA UV-Licht[48,40]. Aber uns fehlt die Fähigkeit zur Photosynthese und die direkte Sonnenbestrahlung der Haut genügt bei weitem nicht, um unsere LASER-Lichtspeicherung über der LASER-Schwelle zu halten.

Die Pflanzenzelle speichert die Photonen des Sonnenlichtes in ungeheurer Intensität. Man konnte zeigen, dass die so genannte ultraschwache Zellstrahlung[41] eigentlich bloss eine Leckstrahlung ist, ein minimes Durchsickern des UV-Lichtes durch die Zellmembran. Messungen haben ergeben, dass die LASER-Amplifikation des Lichtes in der DNA 10^4-mal stärker ist als diejenige technischer LASER-Geräte. Enzyme werden durch Licht 10^{10}-mal stärker aktiviert als durch Wärme. So gleicht das Innere der Zellen einem ungeheuren Lichtraum.

Unsere Photonenspeicherung muss täglich genährt werden durch eine ausreichend grosse Menge an lebendigen, photonenhaltigen Nahrungsmitteln, an vegetabiler Frischkost[49,50,51]. Die Übertragung der Information der lebendigen Nahrungsmittel aus der Photosynthese auf unseren Organismus erfolgt durch Kohärenz. Dies bedeutet, dass unsere eigene Lebensempfindung, Lebensenergie und Lebensinformation in den etwa 50 Billionen Zellen unseres Körpers dadurch immer wieder erneuert und geordnet werden, dass sie bei der Übertragung der Photonen mit den Schwingungsmustern des Sonnenlichtes in gemeinsame Resonanz treten (Kohärenz).

Fehlen die lebendigen Nahrungsmittel in unserer Nahrung, so vermindert sich der Photonengehalt in unseren Zellen. Der Lichtgehalt nimmt ab, bis die LASER-Schwelle unterschritten wird. Aus dem Ordnungsprinzip (Kohärenzprinzip von Prigogine[52]) verfallen die Zellen teilweise ins Chaosprinzip der Thermodynamik zurück und degenerieren.

Wir verstehen Krankheit als Verlust an Ordnung, Verlust an geordneter Information. Das Lebensprogramm gerät in Unordnung und durch den Mangel an lebendiger Nahrung kann es nicht mehr geordnet werden. Aus einer Vielzahl von Experimenten, die u.a. an der Universität Novosibirsk durchgeführt worden sind[53] geht hervor, dass die komplexen Vorgänge der Biochemie in unseren Zellen durch Information gesteuert sind. Bei Mangel an lebendiger Nahrung wird diese Information nicht mehr laufend erneuert und geordnet. Dadurch geraten die komplexen biochemischen Vorgänge unserer Zellen in Unordnung. Hier liegt die energetische Bedeutung der lebendigen pflanzlichen Rohnahrung: sie erneuert und kräftigt die ordnende Resonanz.

Das Grundregulationssystem des zarten Bindegewebes im zentralen Nervensystem

Im Körper sind alle Zellen der Organe in die Grundsubstanz des zarten Bindegewebes eingebettet, das alle Organe und Strukturen durchdringt. Sie besteht aus einem molekularen Netzwerk (Matrix) aus Zucker-Eiweissmolekülen, die man Proteoglykane nennt. Die Blutkapillaren durchziehen die Grundsubstanz, so auch die Nervenendigungen des vegetativen Nervensystems. Ausserhalb des zentralen Nervensystems sind die Kapillaren mit Absicht undicht. So können Nahrungsstoffe und Hormone frei austreten. Durch das Netzwerk der Proteoglykane, das als Molekularsieb und Informationsleitungssystem dient, gelangen sie zu den Zellen. Wir haben gesehen, dass Autoimmunprozesse durch ein krankes Milieu im Darm und eine entartete Darmflora begünstigt werden, weil unter solchen Bedingungen die Immunzellen eine nur mangelhafte Immunkompetenz erwerben können, die ihnen nicht erlaubt, fremd und eigen korrekt zu unterscheiden.

Im Gehirn sind ganz andere Verhältnisse als im Körper. Die Kapillarschlingen, die hier besonders dicht stehen, da besonders viel Sauerstoff und Nahrung notwendig ist, sind durch die Blut-Hirnschranke abgedichtet, wie wir weiter oben gesehen haben. Die Neurone benötigen ein ganz anderes Milieu um sich herum, als die Körperzellen, ein Milieu, das durch die Gliazellen, besonders durch die Astrozyten und durch das komplexe System der Transportkanäle der Blut-Hirnschranke reguliert und äusserst konstant gehalten wird. Wir haben gesehen, dass die Oligodendrogliazellen der bindegewebigen Mikroglia sich um den Schutz und die Umhüllung der Nervenfasern, der Axone, kümmern und dass sie andrerseits den Aufbau und die Funktion des Immunsystems im Gehirn übernehmen, indem sie sich in Antigen-präsentierende Zellen und Fresszellen umwandeln können, die wie Amöben durch die Matrix des Gehirns wandern und eingedrungene Keime und Toxine beseitigen. Wir haben auch gesehen, dass die Oligodendrogliazellen der Mikroglia Verletzungen der Myelinscheiden reparieren können, dass sich aber bei der Multiplen Sklerose, durch die lang andauernde Autoimmunentzündung, diese Fähigkeit zur Regeneration des Myelins, der Markscheiden der schnell leitenden Nervenfasern, erschöpft.

Wir haben gesehen, dass in der Matrix des Hirngewebes sich abnorme, degenerative Eiweissstoffe (Amyloide) ablagern, wenn die Stoffwechselökonomie nicht gewährleistet ist und dass diese Einlagerung von β-Amyoloiden in das Grundsystem des Bindegewebes des Gehirns eine zentrale Ursache der Demenz durch die Alzheimerkrankheit ist. Auch haben wir gesehen, wie unter denselben Voraussetzungen gewisse Eiweisse, welche sich an der Stabilisierung der Zellmembranen (Zytoskelett) beteiligen sollten, sich abnorm verändern, so dass sie phosphoryliert werden und, statt ihre Aufgabe zu erfüllen, zu verdrehten Fibrillen werden, welche die Nervenzellen des Gehirns zerstören.

Die Nahrungsökonomie und die Nahrungsenergie stehen in einer Schlüsselrolle für die Gesunderhaltung der Matrix und des Grundregulationssystems mit dem Netzwerk aus Proteoglykanen, sowohl im Körper als auch im zentralen Nervensystem, jenseits der Blut-Hirnschranke. Wir werden weiter unten sehen, dass die Einlagerung toxischer Schwermetalle, oxydativer Stress durch eine unnatürliche Lebensweise, falsche Ernährung und elektromagnetische Strahlungen nicht nur die korrekte Funktion der Blut-Hirnschranke, sondern auch das Grundregulationssystem des Gehirns und die Neurone selbst, sowie die Myelinscheiden direkt und schwer beschädigen, so dass das Immunsystem des Gehirns entgleist und sich gegen angegriffenes, degenerierendes Gewebe und die Myelinscheiden wendet, durch eine Autoimmunreaktion, welche die Markscheiden zerstört und damit zur Multiplen Sklerose führt. Hier ist der Schlüssel für das Verständnis der Ursachen der Multiplen Sklerose und anderer neurodegenerativer Krankheiten. Er ist der Schlüssel zu einer ganz besonders bei dieser Krankheit äusserst wirksamen Therapie, wie sie in diesem Buch beschrieben wird.

Oxydativer Stress im Zentrum der Ursachen der neurodegenerativen Krankheiten

Bei ungeeigneter Ernährung, durch Reizmittel, Umweltbelastungen und ungeordnete Lebensweise, ionisierende, elektromagnetische und UVA-Strahlung leidet der Organismus an oxydativem Stress. Dabei entsteht eine Stoffwechsellage, bei der eine das physiologische Ausmass überschreitende Menge reaktiver Sauerstoffverbindungen (R.O.S. = reactive oxygen species) anfällt. Diese hochreaktiven oxydierenden Substanzen sind Moleküle mit mindestens einem ungesättigten Elektronenpaar, wodurch sie besonders reaktiv sind. Sie entstehen in den Mitochondrien, den die Glukose abbauenden „Kraftwerken" der Zellen, durch Elektronenübertragungen und das Enzym Cytochrom P 450-Oxydase. Dabei entstehen das Superoxyd-Anionenradikal O_2-, Wasserstoffsuperoxid (H_2O_2) und das Hydroxydradikal (OH) oder Nitroxygen (NO).

Gesunde Zellen können durch neutralisierende Substanzen, die sie bereit halten, diese hochreaktiven Sauerstoffverbindungen neutralisieren. Die wichtigste antioxydative Substanz, die der Körper bereitstellt, ist Glutathion, ein Peptid, das er aus den drei Aminosäuren Glutaminsäure, Cystein und Glycin herstellt. Weitere wichtige Antioxidantien sind Ubiquinon (aus Coenzym Q10), die Vitamine A, C und E, Selen und eine Vielzahl sekundärer Pflanzenstoffe aus vegetabiler Nahrung.

Bei oxydativem Stress im Stoffwechsel sind diese Reserven erschöpft und kann oxidiertes Glutathion nicht mehr genügend in seine aktive, reduzierte Form zurückverwandelt werden, da das Enzym Glutathionreduktase erschöpft ist, wie auch andere Entgiftungsenzyme, so die Peroxyddismutase und die Katalase. Dadurch bleiben die hochreaktiven Oxydantien (R.O.S.) im Stoffwechsel liegen und beschädigen grosse Moleküle (Makromoleküle) in- und ausserhalb der Zellen. Dies hat gefährliche Folgen. Die ungesättigten Fettsäuren der Zellmembranen werden oxydiert *(Lipid-Peroxydation),* was zum Untergang von Mitochondrien, der Kraftwerke der Zellen führt, so dass die Zellen sich erschöpfen, und viel mehr Energie aufwenden müssen zur Erhaltung ihres elektrischen Membranpotentials. Hinzu kommt die Beschädigung der lipidhaltigen Myelinscheiden der rasch leitenden Nervenfasern im Gehirn und Rückenmark und in den Nerven ausserhalb des zentralen Nervensystems durch die Lipid-Peroxydation. Hinzu kommt weiterhin die Beschädigung von Eiweissen *(Proteinperoxydation)* und der Erbsubstanz *(DNA-Peroxydation),* was zur Spaltung der DNA-Moleküle der Erbsubstanz (Genmutationen) und dadurch zur Umwandlung gesunder Zellen zu Tumor- oder Krebszellen führen kann. Hier handelt es sich um einen vorzeitigen Alterungsprozess, der die Lebenserwartung stark beeinträchtigt[54, 55, 56].

Im Traubenzuckerabbau (Glucoseabbau in der so genannten Atmungskette der Mitochondrien) entsteht das Endprodukt Wasser. In etwa 2 % geschehen dabei Fehler, so dass z. B. ein Sauerstoffatom sich mit nur einem statt mit 2 Wasserstoffatomen verbindet. Dadurch entsteht immer ein hochreaktives Spaltprodukt des

Wassers, das Hydroxydradikal (OH*). Dieses *freie Radikal* ist so reaktiv, da das Sauerstoffatom des OH*-Radikals mit grosser Kraft nach einem zusätzlichen Elektron aus irgendeinem anderen Molekül sucht. Weitere Radikale sind das Stickoxyd (NO*), das Chloridradikal (Cl*), das Bromradikal (Br*) u.a.

Die Bedeutung der freien Radikale liegt derzeit in grossem wissenschaftlichem Interesse im Zusammenhang mit der Erforschung der Ursachen verschiedener neurodegenerativer Krankheiten, wie der Alzheimerkrankheit (AD), der Multiplen Sklerose (MS), der amyotrophischen Lateralsklerose (ALS), der Chorea Huntington und der Parkinsonschen Krankheit. Viele Studien weisen auf eine Zerstörung der Hirnstammganglien durch freie Radikale hin, als Ursache dieser immer häufiger werdenden Krankheiten. Bei der Multiplen Sklerose bestehen Hinweise auf eine Schädigung der Myelinscheiden durch freie Radikale, so dass das Immunsystem gegen die oxydierten Lipide reagiert und bei der diabetischen Neuropathie ebenfalls[57].

Dass oxydativem Stress unter den Ursachen der neurodegenerativen Krankheiten eine Schlüsselposition zukommt, ist unter den Wissenschaftlern heute anerkannt[58]. Der Vorgang beginnt mit der Oxidation von Proteinen und Enzymen, die dadurch ihre Raumstruktur (Tertiärstruktur) verändern und eine unlösliche Beta-Faltblattstruktur bilden, die dann in Form von Aggregaten, den LEWY-Körperchen bei der Parkinsonkrankheit oder den β-Amyloidplaques bei der Alzheimerkrankheit im Gehirn abgelagert werden und die Nervenzellen zerstören. Normalerweise wird die korrekte Faltung der Proteine mit Hilfe von speziellen Proteinkomplexen (Chaperonen) erreicht. Es wird vermutet, dass diese Chaperonkomplexe durch oxydativen und nitrosativen Stress so verändert werden, dass sie ihre Funktion bei der Herstellung einer korrekten dreidimensionalen Struktur der Proteine nicht mehr ausführen können. Die in und ausserhalb der Nervenzellen abgelagerten, unlöslichen, degenerativen Eiweisse dienen als Auslösung des programmierten Zelltodes (Apoptose). Der Zelltod wird durch eine übermässige Ausschüttung des aktivierenden Neurotransmitters Glutamat ausgelöst. Glutamat aktiviert in den Zellmembranen einen Rezeptor (NMDA-Rezeptor), welcher einen andauernden Calciumeinstrom in die Nervenzellen auslöst. Dies aktiviert ein Enzym (NO-Synthetase), welches die Bildung des Stickoxydradikals (NO) bewirkt. In den Mitochondrien hemmt das übermässige Calcium die Zellatmung. Dies führt zur massiven Bildung freier Radikale (R.O.S.). Dabei wird das Radikal NO zum hochreaktiven Peroxinitrit weiter oxidiert. Zusammen mit den anderen freien Radikalen (R.O.S.) die Membranen durch Lipidperoxidation massiv schädigen. Dies setzt die Substanz Cytochrom C frei, welches die biologisch vorgegebene Kaskade der Zerstörung der Zelle (Apoptose) in Gang setzt.

Es gibt im Gehirn einen zellerhaltenden Stoff, der die Nervenzellen vor einer Zerstörung durch Apoptose schützt. So würden sie durch gesunde Nachbarzellen geschützt. Da aber auch die Nachbarzellen angegriffen sind, fehlt dieser Schutzfaktor, so dass der Zelltod im Gewebe des Gehirns um sich greift.

Der Einfluss der Umweltbelastung durch Schadstoffen als Ursache für die neurogenerativen Krankheiten

In neueren Forschungen wurden direkte toxische Wirkungen einer Vielzahl von Chemikalien im Gehirn nachgewiesen, welche langfristig zu chronischen neurodegenerativen Krankheiten führen. So können zum Beispiel schon niedrige Konzentrationen von Schimmelpilzen und niedrige Konzentrationen von Chemikalien in der häuslichen Umgebung Verhaltens- und Gedächtnisstörungen verursachen[59]. An dieser Wirkung sind die Gliazellen beteiligt, welche immunologisch aktiv sind, einen Teil der Blut-Hirnschranke bilden und mit den Nervenfasern in direktem, engem Kontakt stehen.

Die neurotoxische Wirkung des Quecksilbers

Dieses bei Raumtemperatur flüssige Metall gehört zu den giftigsten chemischen Elementen der Erde. Trotzdem wurde es in den letzten 160 Jahren durch die Amalgamfüllungen in die Zähne vieler Millionen Menschen implantiert. Als Salz liegt es in ein- oder zweiwertiger Form (Hg^{+}, Hg^{++}) vor. Daraus bilden sich aber auch organische Quecksliberverbindungen, so besonders das hochtoxische Methylquecksilber ($CH_3^{-}Hg^{+}$). Zahnamalgame enthalten über 50 % Quecksilber und zusätzlich Silber, Kupfer und Zinn, Metalle die ihrerseits ebenfalls neurotoxisch sind. Im Jahr 2006 wurden ca. 2000 Tonnen reines Quecksilber in Zahnamalgame verarbeitet und in Zahnfüllungen eingebracht[60]. Das Quecksilber der Amalgamfüllungen zeichnet sich dadurch aus, dass es ständig verdampft, so dass im Mund Konzentrationen bis zu 52 $\mu g/m^3$ Luft gemessen wurden[61]. Die Stärke des Verdampfens ist von der Anzahl Amalgamfüllungen und vom Kaudruck abhängig[62]. Im Gehirn von Menschen mit Amalgamfüllungen wurden zwei bis zwölffach höhere Konzentrationen von Quecksilber gemessen, im Vergleich zu einer amalgamfreien Kontrollgruppe[63]. Amalgam wird von der Mutter auf das ungeborene Kind übertragen. In mehreren Studien wurde gezeigt, dass der Quecksilbergehalt in den Gehirnen von Säuglingen, die an plötzlichem Kindstod gestorben waren, mit der Anzahl Amalgamfüllungen der Mütter korrelierte[64].

Damit ist das toxikologische Kriterium des Dosis-Wirkungsprinzips erfüllt. Unter dem Mikroskop lässt sich die hochtoxische Wirkung des Quecksilbers auf die Nerven direkt beobachten und filmen. Schon bei einer Konzentration von 0,1 µMol/Liter lässt sich eine rasche Degeneration der Nervenfaser (Axon) beobachten. Eine Konzentration von 0,18 µg Hg bewirkt eine Ablagerung von β-Amyloid und eine Protein-Hyperphosphorylierung durch Bindung von Phosphor an das TAU-Protein, wie dies bei der Alzheimerkrankheit beides vorhanden ist[65]. Dies zeigt eine enorme Neurotoxizität schon ganz geringer Quecksilberdosen, viel tieferer Konzentrationen als jener, die man in Organen von Amalgamträgern misst. Hinzu kommt, dass mit diesen Versuchen nur das ionisierte Quecksilber Hg^{++} verwendet wurde und nicht das noch viel giftigere elementare Quecksilbergas Hg^{0}, welches ungehindert die Blut-Hirnschranke durchdringt.

Das gasförmige Quecksilber wird in den Zellen zu Hg^{++} ionisiert. Danach verbindet es sich mit den Schwefelwasserstoffgruppen der Eiweisse organischer Stoffe wie Hormone, Neurotransmitter, Peptide und Enzyme. Auch hemmt das Quecksilber den Transport von Calcium, Natrium und Kalium in den Zellmembranen, da es deren Transportsysteme blockiert.

Hinzu kommt, dass sich Quecksilbersalze im Organismus mit Methylgruppen, ($Hg-CH_3$) verbinden. Methyliertes Quecksilber ist fettlöslich. Deshalb reichert es sich in den Myelinscheiden des Gehirns, des Rückenmarks und der Nervenscheiden an. Dadurch entstehen Ausfallserscheinungen in der Funktion des Gehirns und Rückenmarks und die Zeichen peripherer Polyneuropathie (Nervenschädigung) wie Zittern, Empfindungsstörungen und Lähmungen. Hinzu kommt, dass Methylquecksilber die Freisetzung freier Radikale (R.O.S.) in den Mitochondrien aller Zellen bewirkt, die durch zunehmenden oxydativen Stress und nitrosativen Stress zum Tod von Nervenzellen (Apoptose) führt.

Quecksilber wirkt auf das Immunsystem massiv störend ein, bewirkt die Freisetzung von Zytokinen (Zellbotenstoffen), welche chronische Entzündungsvorgänge anfachen und Allergien bewirken. Quecksilber löst Autoimmunkrankheiten aus[66], beschädigt die dopaminergen D2-Rezeptoren der Basalganglien des Gehirns, wodurch die Symptome der Parkinsonkrankheit entstehen. Quecksilber verursacht zudem allergische Krankheiten vom IV-Typ, wie Nesselausschläge (Urticaria) und generalisierte Ekzeme (Neurodermitis). Hinzu kommt bei Kindern das Vollbild der Feerschen Krankheit (Akrodynie, Pink-disease) als Vollbild allergischer Reaktionen gegen das Quecksilber mit ausgeprägten psychischen und dermatologischen Symptomen der Kinder. Die Haaranalyse widerspiegelt die Quecksilberablagerung im Körpergewebe am besten. Schon bei Quecksilberkonzentrationen von 10–20 µg/g im Haar und 50 µg Quecksilber/Liter Blut kommt es zu geistiger und motorischer Retardierung (Entwicklungsstörung des Gehirns).

Quecksilber steht im Verdacht, Autismus zu verursachen. Dabei ist die Quecksilberbelastung der Mutter (Amalgame) während der Schwangerschaft entscheidend. Ein Quecksilbergehalt von 10 µg/g Haar gilt als Risikofaktor für eine Entwicklungsstörung des Gehirns beim Kinde[67]. Methylquecksilber kann auch beim Embryo bereits Entwicklungsschäden verursachen[68]

Die Alzheimer-Demenz hat seit 1970 in den westlichen Industrieländern massiv zugenommen. Es bestehen starke Hinweise auf Zusammenhänge zwischen der Intoxikation der Bevölkerung durch Quecksilber und der Zunahme der Alzheimerkrankheit[69,70].

Organische Zinnverbindungen und Neurodegeneration

Zinn, organisch gebunden, wirkt antibiotisch. Darum wird es zur Veredlung von Textilien verwendet, um den Schweissgeruch zu vermindern, der durch bakterielle Zersetzung entsteht. Besonders alle Sporttextilien werden so appretiert. Im Jahr 2000 kaufte Greenpeace von fast allen Sportartikelfirmen Sporttrikots und liess sie auf den Gehalt an Organozinnverbindungen untersuchen. In den PVC-Aufdrucken der Trikots fand man bis zu 10,2 mg Organozinnverbindungen pro kg Stoff. Dabei handelte es sich um Monobutylzinn, Dibutylzinn und Tributylzinn.

Organische Zinnverbindungen sind fettlöslich, so dass sie ungehindert durch die Blut-Hirnschranke ins Gehirn eindringen. Wie Blei blockieren sie die Zellatmung in den Mitochondrien aller Zellen. Je mehr Kohlenstoffreste an ein Zinnatom gebunden sind, desto höher ist die Toxizität. Triphenyl-, Trimethyl- und Tributylzinn können bereits nach Hautkontakt schwere Vergiftungen hervorrufen[71]. Tributylzinn gehört zu den gefährlichsten und giftigsten Stoffen, die jemals vom Menschen künstlich hergestellt und in die Umwelt verbreitet wurden, so lautete eine gemeinsame Pressemeldung von WHO und Greenpeace im Jahr 2003. Zinnvergiftungen äussern sich in Hyperaktivität, Schlaflosigkeit, Appetitlosigkeit, später in mentaler Konfusion (Verwirrung) und generalisierten Krämpfen.

Trimethylzinn kann den Untergang der Hirnnervenzellen durch Apoptose auslösen. Trimethylzinn erzeugt ein Ödem (Wasseransammlung) im Hirn und Rückenmark. Dies zeigte sich im Jahr 1956 in Frankreich bei einer Massenvergiftung durch ein Antisepticum (Desinfektionsmittel) Namens „Salinon", bei der über 100 Menschen starben[72]. Tributylzinn ist schwer abbaubar. In Tierversuchen erzeugte es schon in ganz geringer Dosierung eine anhaltende, chronische Vergiftung mit Schäden in der Leber und den Gallengängen, im Immunsystem, mit akuten und chronischen Entzündungen der Bauchspeicheldrüse (Pankreatitis), mit Krebs und Missbildungen (teratogene Wirkung) und hormonartigen Wirkungen auf die Geschlechtsorgane und die sekundären Geschlechtsmerkmale[73].

Organozinnverbindungen setzen im Gehirn die Interleukine IL-1α, IL-6, TNF-α frei. Die Folge ist Entzündung und Degeneration, die besonders den Hippocampus angreift, der für das Gedächtnis und das Lernen entscheidend ist[74].

Bei Menschen mit organischen Zinnvergiftungen sind die Nerven-, die Glia- und die Endothelzellen gegen andere Chemikalien ungeschützt, so dass die Patienten zu den Giftwirkungen des Zinns hinzu an Unverträglichkeiten gegen eine Vielzahl von chemischen Gerüchen und Dämpfen leiden (Multi Chemikalien Sensitivität, MCS).

Organozinnverbindungen wurden in Farbanstrichen für die Schiffsrümpfe verwendet, um zu verhindern, dass sich Algen und Muscheln anlagern. Diese sind so toxisch, dass es zu einem Massensterben von Fischen, Krebsen und Muscheln kam. Seit 2003 sind diese Farben endlich verboten.

Chlor und neurodegenerative Krankheiten

Gasförmiges Chlor ist von hoher Toxizität für das Gehirn und Nervensystem. Nichtsdestotrotz wird es in Reinigungs- und Desinfektionsmitteln in Haushalt und Drogeriemärkten noch immer frei verkauft. Javelle-Wasser ist eine wässrige Lösung aus Kalium- oder Natriumchlorit. Es wirkt stark oxydierend und ätzend. Javelle-Wasser sollte nicht mehr verwendet werden, denn es ist neurotoxisch[75]. Es wird vermutet, dass dies darauf beruht, dass Hypochlorite, wie sie auch in Schwimmbädern Verwendung finden, schon bei leichter Erwärmung in elementares Chlor, Chlorwasserstoff, Chlordioxid und Sauerstoff zerfallen.

Das elementare Chlorgas, das dem Schwimmbad und dem Reinigungsmittel den typischen Geruch verleiht, durchdringt ungehindert die Blut-Hirnschranke, und entfaltet im Gehirn seine neurotoxische Wirkung. Dies zeigt sich an folgenden neurologischen Symptomen: allgemeine Überempfindlichkeit auf jegliche Chemikalien und deren Dämpfe (Multi-chemical-sensitivity MCS-Syndrom), übermässige Schmerzempfindlichkeit an Armen und Beinen (Hyperästhesie und Hyperpathie), bei gleichzeitig verminderter Berührungsempfindung an Armen und Beinen, Muskelschwäche, abgeschwächte Eigenreflexe, Melancholie und verminderte geistige und emotionale Belastbarkeit (Benton-Test). Besonders nimmt die Fähigkeit zur Konzentration und Aufmerksamkeit bei Belastung Schaden.

Diese Symptome zeigen, dass das Chlorgas sowohl das Gehirn (toxische Enzephalopathie) als auch die peripheren Nerven angreift (Polyneuropathie). Neuropsychologisch gesehen deutet dies auf eine Verminderung des „Arbeitsgedächtnisses“ hin, der Fähigkeit zur kurzzeitigen Informationsverarbeitung. Diese ist die Folge einer Schädigung der präfrontalen Hirnrinde (Stirnlappen) des Hippocampus, des limbischen Systems und des Hirnstamms. In der Positronen-Emissions-Tomographie (PET) zeigten Teile der Grosshirnrinde einen verminderten Glucose-Umsatz. Hinzu kam, dass die betroffenen Patienten oft und frühzeitig an Herz-Kreislaufkrankheiten und an der Alzheimer-Demenz erkrankten und nicht älter als 45- und 50-jährig wurden[73].

Die neurotoxische Wirkung flüchtiger organischer Kohlenwasserstoffe

Maler, Autolackierer und Automechaniker, Schreiner, aber auch Menschen, die in der Industrie arbeiten, sind diesen Farbbestandteilen und Lösungsmitteln besonders ausgesetzt. Es wurde nachgewiesen, dass schon minimale Konzentrationen (im Mikrogrammbereich), wenn sie über Jahre einwirken, neurotoxische Schädigungen erzeugen, mit Konzentrationsschwäche, Erschöpfung und ständiger Übelkeit[76, 77, 78]. Der berufliche Umgang mit Gemischen von organischen Lösungsmitteln führte bei wesentlich tieferen Konzentrationen zu schweren neurotoxischen Schäden[79].

Bei den angegebenen MAK-Grenzwerten muss man beachten, dass dies politisch ausgehandelte Werte sind. Sie liegen teils um einen Faktor 1000 höher als die wissenschaftlich ermittelten Richtwerte. Bei Schadstoffgemischen müssen die einzelnen Richtwerte addiert werden, um deren Toxizität zu bestimmen[73].

Mit lösungsmittelhaltigen Lasuren und Holzschutzmitteln behandelte Gebäude können über lange Zeit Dämpfe der Lösungsmittel abgeben, die neurotoxisch sind. Erzeugen sie Krankheitssymptome (toxische Enzephalopathie), spricht man von einem „Sick-Building-Syndrome“[80]. Die Hintergrundbelastung der Bevölkerung durch Dämpfe von flüchtigen organischen Lösungsmitteln (VOC) beträgt 300 $\mu g/m^3$, während die Wirkschwelle bei chronischer Belastung mit 200–300 $\mu g/m^3$ deutlich tiefer liegt[81]. Viele weit verbreitete Allgemeinbeschwerden wie Müdigkeit, Kopfschmerzen, Schlafstörungen und Konzentrationsschwäche können ihre Ursache in dieser Hintergrundbelastung durch lösungsmittelhaltige Farben und Lasuren der Räume haben.

Insektizide und neurodegenerative Krankheiten

Epidemiologische Studien haben gezeigt, dass vor allem die Neurotoxizität der Organophosphat-Pestizide als Ursache chronischer neurodegenerativer Krankheiten von Bedeutung sind. Organophosphate wurden anfangs des 20. Jahrhunderts von Chemikern der Waffenindustrie als chemische Kampfstoffe entwickelt. Heute werden sie als Insektizide für die Landwirtschaft vermarktet und zwar unter den Namen Chlorpyriphos, Thiodicarb, Parathion, Fenamiphos, Azinphos-Methyl und Methamidophos. Die toxische Grundsubstanz ist ein organischer Phosphorsäureester.

Diese Nervengifte bewirken folgende Symptome: Überempfindlichkeit der Haut auf Licht, Hautrötungen, Augenreizungen, akute Anfälle von Atemnot, Erstickungsanfälle besonders am Abend, Schwindel, Lähmungserscheinungen an Armen und Beinen, rheumaartige Muskelschmerzen (Myalgie), Wachstumsstörungen an den Nägeln der Finger und Füsse, Zittern, Hörschäden, Sehstörungen, Verlust der Bewegungskoordination (Ataxie), Nervenschmerzen, Taubheitsempfinden in den Beinen (periphere Neuropathie), Herzrhythmusstörungen, Schädigung des Gedächtnisses, besonders im Kurzzeit- und Arbeitsgedächtnis, Konzentrationsschwäche, Angstgefühle, Depression mit Selbstmordgefährdung , Wesensveränderung mit Verlust der Affekt- und Triebkontrolle und andauernder Gereiztheit. Dabei handelt es sich um schleichende Langzeitwirkungen, die zum fortschreitenden Zerfall der Lebenskräfte und der sozialen Beziehungen führen. Hohe Belastungen entstanden in der Moselregion durch 8-mal jährliche Besprühung der Weinberge mit Organophosphatpestiziden durch Helikopter und Flugzeuge.

Die progrediente Neurodegeneration verschlimmert sich noch Jahre lang nach Beendigung der Exposition durch Organophosphat-Pestizide, so dass die Persönlichkeit weiterhin zerfällt. In der PET-Tomographie der Betroffenen zeigt sich die Störung besonders im präfrontalen Stirnlappen, der für das Abwägen der Vor- und Nachteile und zur Entscheidungsfindung wichtig ist, im Gyrus frontalis inferior, der für die Gesamtpersönlichkeit und das moralische Verhalten und für die Antriebskoordination, das Kurzzeitgedächtnis und Problemlösungsstrategien wichtig ist. Zudem zeigten sich Schäden auch in der Sehrinde (Gyrus orbitalis). Die Veränderungen der Persönlichkeit führten in der Regel zu Rückzug und sozialer Isolation und zu Selbstmordneigung (Suizidalität)[82, 83].

Die giftwirksame Gruppe der Moleküle der Organophosphate blockiert den Abbau des Acetylcholins, so dass sich dieser Neurotransmitter im Gehirn ansammelt. Dadurch bindet sich Acetylcholin an erregende Muscarinrezeptoren, und von da aus werden die Glutamat-Rezeptoren erregt, so dass eine allgemeine Übererregung im zentralen Nervensystem entsteht. Die Glutaminsäure aktiviert den N-Methyl-D-Aspartat Rezeptor (NMDA), der für Lernvorgänge wichtig ist. Doch löst dies pathologische Entzündungsvorgänge aus. Die Muscarin-Rezeptoren kommen im Stirnlappen, im für die Merkfähigkeit wichtigen Hippocampus und in Stammganglien vor. Die übermässige Aktivierung auch dieser Rezeptoren fördert noch mehr die Entzündungsvorgänge. Eine dauerhafte Übererregung des NMDA-Rezeptors gilt als Hauptursache der Neurodegeneration durch Pestizide auf dem Weg der Zerstörung der Mitochondrien aller Zellen, der Lipid-Peroxydation der Zellmembranen und Myelinscheiden und des Untergangs von Nervenzellen durch Apoptose.

Weitere neurotoxische Schadstoffe finden im täglichen Leben und am Arbeitsplatz, sowie in Familiengärten Verwendung: Pestizide vom Typ der halbsynthetischen Pyrethroide, die in jeder Drogerie frei verkäuflich sind und die von den Anbietern für die Anwendung gegen „Ungeziefer“ im Haushalt und Garten empfohlen werden. Sie haben ein hohes neurotoxisches Potential.

Weitere neurotoxische Schwermetalle finden sich in Batterien, Akkumulatoren, Farben, Schmuckgegenständen, Keramikglasuren, Elektronikgeräten und Baumaterialen, so besonders Cadmium, Blei, Thallium, Nickel, und Chrom. Oft werden diese nicht vorschriftsgemäss entsorgt.

Noch weitere neurotoxische Substanzen finden sich in Flammschutzmitteln, wie polybromiertem Diphenylether (PBDE) und Tetrabrom-Bisphenol A (TBBA). Man findet sie in Polstermöbeln, elektronischen Geräten, Teppichen und in Kuscheltieren für Kinder. Von da geraten sie langsam und stetig in den menschlichen Organismus und reichern sich in den lipidhaltigen Myelinscheiden des Gehirns an. Seit 1972 hat sich der Gehalt an toxischen bromierten Flammenschutzmitteln in der Muttermilch alle fünf Jahre verdoppelt.

Holzschutzmittel und neurodegenerative Krankheiten

Seit 1989 ist Pentachlorphenol (PCP) verboten, da es Krebs und neurodegenerative Krankheiten verursacht. In vielen älteren Gebäuden ist es aber nach wie vor vorhanden und gibt seine giftigen Dämpfe ab. In den Siebziger- und Achtzigerjahren war die Behandlung aller Fertighäuser mit PCP Vorschrift. Die neurotoxische Wirkung der neueren Ersatzstoffe für PCP, wie das Dichlorfluanid, ist noch nicht genügend untersucht worden. Langzeitwirkungen sind möglich.

Neurotoxische Medikamente und Neurodegeneration

Weit verbreitet ist die Verordnung der Neuroleptika vom Typ der Phenothiazine und Butyrophenone in der Psychiatrischen Klinik und Praxis. Sie lösen Parkinsonsymptome aus, indem sie die postsynaptischen Dopaminrezeptoren blockieren und dadurch die Dopaminwirkung in der Substantia nigra hemmen. Reserpin, als isoliertes Medikament oder in Rauwolfiapräparaten enthalten, senkt den Blutdruck und wirkt beruhigend. Es hemmt die präsynaptische Dopaminfreisetzung, so dass es ebenfalls Parkinsonsymptome auslösen kann.

Legale und verbotene Drogen und neurodegenerative Krankheiten

Cannabis

Cannabiswirkstoffe, darunter das Tetrahydrocannabinol (THC) aktivieren eine eigene Gruppe von Rezeptoren vorwiegend in der Grosshirnrinde. (CB 1 und CB 2). Die dadurch aktivierten Nervenzellen stehen mit vielen anderen in Verbindung die bei Cannabiswirkung verschiedene Neurotransmitter freisetzen, wie Acetylcholin, Noradrenalin, Dopamin, Serotonin und Glutamat.

Als *Primärwirkung* der Droge verstärken sich dadurch Sinneseindrücke und Empfindungen, ändert sich das Zeitgefühl, steigert sich das Wohlbefinden und Selbstwertgefühl, entstehen Entspannung und vermindertes Schmerzempfinden.

Die *Sekundärwirkungen (Entzugswirkungen)* sind: Halluzinationen, Angstgefühle, Lachanfälle, Schwindel, Wahrnehmungsstörungen, Wahnvorstellungen, Verfolgungsängste und Müdigkeit.

Die neurotoxischen Langzeitwirkungen von Cannabis sind: Gedächtnis- und Konzentrationsstörungen, Motivationsdefizite, Antriebsverlust, Erschöpfung und Trägheit, erhöhtes Risiko für Schizophrenie, psychotische Anfälle, Hirnschäden und Hirnschrumpfung, besonders beim Mandelkern (Nucleus amygdalae).

Amphetamine

Sie regen die Freisetzung von Monoamin-Neurotransmittern an, wie Serotonin, Noradrenalin und Dopamin. Gleichzeitig hemmen sie die Monoamin-Oxidase (MAO-Hemmung), so dass der Abbau der vermehrt erzeugten Neurotransmitter verzögert wird und zwar besonders im Bereiche der Hirnstammganglien und des limbischen Systems, wo Gedächtnisinhalte mit Gefühlen verknüpft werden.

Die *Primärwirkungen* von Methamphetamin, Paramthoxiamphetamin (PMA) und anderen „Ecstacy"-Drogen sind: Aufgeputscht sein, physische Leistungssteigerung, erhöhte Vigilanz (Wachheit), vermindertes Durst- und Hungergefühl, Enthemmung, Selbstüberschätzung.

Die *Sekundärwirkungen (Entzugserscheinungen)* sind: Schlaflosigkeit, Angst, Depression, Sprachstörungen, Halluzinationen, Wahnvorstellungen, Auslösung von Psychosen (Schizophrenie), Bluthochdruck, zu schneller Puls. Nach hohen Dosen: Krampfanfälle, Atemlähmung und Nierenversagen.

Die *neurotoxischen Langzeitwirkungen* sind: Erschöpfung, Schlafstörung, Abmagerung, Bluthochdruck, Verfolgungshalluzinationen (paranoid-halluzinatorische Störung), Lern- und Gedächtnisstörungen, Intelligenzverlust, Psychosen, Demenz, Degeneration von Serotonin- und Dopamin-exprimierenden Nerven im Hippocampus und limbischen System, erhöhtes Schlaganfallrisiko und Herzmuskelschäden (toxische Myopathie).

LSD (Lysergsäure-Diethylamid)

Diese Droge wirkt aktivierend an Serotonin-(5-HT)-Rezeptoren in verschiedenen Hirnbereichen, überwiegend im Hirnstamm, die mit dem limbischen System in Zusammenhang stehen.

Primärwirkungen dieser Droge sind: Halluzinationen in farbigen Phantasiebildern, erhöhte Sinneswahrnehmung, Reizüberflutung.

Die *Sekundärwirkungen (Entzugssymptomatik)* sind: Verlust der Kontrolle über Körper und Denken, gestörtes Raum-Zeit-Gefühl, Konzentrations- und Aufmerksamkeitsstörungen, Gleichgewichtsstörungen, Panik, Wahn.

Die *neurotoxischen Langzeitwirkungen* sind: Halluzinationen und Realitätsverlust. Das Potential psychischer Abhängigkeit ist mässig ausgeprägt und dasjenige physischer Abhängigkeit gering.

Heroin, Morphium, andere Opiate

Die Opiate setzen Endorphine frei.

Primärwirkung: Euphorie (unnatürliche Freude und übersteigertes Wohlbefinden), Sedation (Schläfrigkeit), stark vermindertes Schmerzempfinden, Abstumpfung, Enthemmung, Selbstüberschätzung, verminderte Wahrnehmung (Stumpfheit gegenüber dem Schicksal anderer Menschen und sich selbst gegenüber), vermindertes Moralempfinden, Atemlähmung.

Sekundärwirkung (Entzugssymptomatik): erniedrigter Blutdruck, langsame Herzfrequenz (Bradykardie), Müdigkeit, Apathie, Übelkeit, Schwindel. Massive Schmerzüberempfindlichkeit, Schmerzen im ganzen Körper und den Gliedern.

Neurotoxische Langzeitwirkung: Depression, Stimmungsschwankungen, Schlafstörungen, Stimmungslabilität. Antriebsschwäche, optische Halluzinationen, Persönlichkeitsveränderung.

Nikotin

Nikotin stimuliert ebenfalls die Acetylcholinrezeptoren in vegetativen Zentren des Hirnstamms und des verlängerten Marks (Medulla obblongata), wo sich die Zentren für Blutdruck, Atmung und für das Herz befinden. Die Ganglien des Sympathicus und Parasympathicus (Vagus) werden in niedriger Dosis stimuliert, in höherer Dosis gehemmt, bis zur Rezeptorblockade. In der Phase der Stimulation werden in verschiedenen Hirnbereichen Neurotransmitter freigesetzt, darunter Dopamin, Adrenalin, Noradrenalin, Acetylcholin, Serotonin und β-Endorphin. Die Blockierung dieser Rezeptoren zeigt sich in der Sekundärwirkung. Bei hoher andauernder Nikotindosis (Kettenraucher) treten nur noch die Sekundärsymptome und die toxischen Symptome in Erscheinung.

Primärwirkung: kognitive Leistungsfähigkeit, Gedächtnis, Aufmerksamkeit, Hemmung von Angst, Stressempfinden, Schmerz, positive Gefühle.

Sekundärwirkung (Entzugssymptome): schneller Puls, Bluthochdruck, Nervosität, Unruhe, Ungeduld, Schlafstörungen, Gereiztheit, Konzentrationsstörung, verminderte Leistungsfähigkeit, verminderte Aufmerksamkeit, Schmerzempfindlichkeit, negative Gefühle.

Neurotoxische Langzeitwirkung: sehr starke physische und psychische Abhängigkeit. Missempfindungen, Depression, toxische Wirkungen von Schwermetallen des Zigarettenrauchs.

Andere toxische Wirkungen: Arteriosklerose, Cerebralsklerose, Herzinfarkt, Hirnschlag, stark erhöhtes Krebsrisiko (Benzo-a-Pyren), Lungenemphysem.

Nikotin in der Schwangerschaft ist für das ungeborene Kind neurotoxisch. Rauchen in der Schwangerschaft führt zu einem 1,9-fachen Risiko für eine bedeutende spätere Verhaltensauffälligkeit, besonders ein ADHS-Syndrom (Attention-Deficit-Hyperactivity-Syndrome). Passivrauchexposition des Kindes nach der Geburt bewirkt eine 1,3-fache Erhöhung des Risikos für spätere Verhaltensauffälligkeiten des Kindes. Rauchen in der Schwangerschaft und Passivrauchexposition nach der Geburt verdoppelt dieses Risiko für das Kind.

Alkohol

Alkohol durchdringt wegen seiner Fettlöslichkeit die Blut-Hirnschranke, so dass die toxische Wirkung auf die Nervenzellen (Neurone), die Gliazellen und die Myelinscheiden im Vordergrund stehen. Er schädigt die Blut-Hirnschranke direkt und stark, so dass das Gehirn auf andere Giftstoffe anfälliger wird.

Primärwirkung: Enthemmung, Redseligkeit, Stimmungseuphorie, Verminderung des Denkvermögens und der Urteilsfähigkeit, Triebenthemmung, Schläfrigkeit oder aggressives Verhalten, Distanzlosigkeit, Lähmungen, Sprach- und Gleichgewichtsstörungen, unklare Wahrnehmung, Verlust der Urteilsfähigkeit, Bewusstseinstrübung bis zum Koma.

Sekundärwirkung (Entzugssymptome): Schwindel, Erbrechen, Kopfschmerzen, verlangsamtes Reaktionsvermögen, Sprach-, Gleichgewichts- und Koordinationsstörung, Tremor, Delirium tremens, Lähmungen, Unvermögen klar zu denken, trübe Gedanken, depressive, gereizte Stimmung.

Neurotoxische Langzeitwirkung: Verlust geistiger Fähigkeiten, verminderte Urteilsfähigkeit, athylische Demenz, Persönlichkeitsveränderung, Polyneuropathie mit Vitamin B_1 und Zinkmangel (Empfindungsstörungen, Schmerzen), Beziehungsverlust, Paranoia (Verfolgungsideen, Verfolgungswahn), Persönlichkeitszerfall, sozialer Abstieg.

Andere toxische Wirkungen: schwere Leberschädigung, Leberzirrhose, Pankreatitis und Pankreaskrebs, erhöhtes Risiko für kardiovaskuläre Krankheiten, Herzinfarkt und Hirnschlag, chronische atrophische Gastritis (Magenentzündung) mit Vitamin B_{12}-Mangel, Anämie und Degeneration der sensiblen Bahnen des Rückenmarks.

Alkoholkonsum in der Schwangerschaft
Eine Analyse mehrerer Studien ergab signifikante Zusammenhänge zwischen mässigem Alkoholkonsum der Mutter in der Schwangerschaft und der Entwicklung eines ADHS-Syndroms beim Kinde, dies schon ab einem Glas Wein pro Woche[84]. Wird der Embryo (bis zur 9. Schwangerschaftswoche) oder der Fötus (ab der 10. Schwangerschaftswoche bis zur Geburt) während seiner Entwicklung durch die Mutter Alkohol oder Alkoholabbauprodukten ausgesetzt, so wird er nicht nur in seiner Entwicklung gehemmt, sondern es entstehen je nach seinem Reifungsstadium schwerste körperliche und zerebrale Schädigungen. Alkohol dringt ungehindert in den kindlichen Kreislauf ein, so dass bei jedem Alkoholkonsum der Mutter das Kind immer denselben Alkoholspiegel erleidet wie die Mutter. So entsteht schon bei sehr geringer Alkoholdosis in der Schwangerschaft beim Kinde das fetale Alkoholsyndrom

(FAS), Alkoholembryopathie (AE) mit ausgeprägter geistiger Behinderung und verschiedensten körperlichen Fehlbildungen. Eine minimale unschädliche Grenze konnte nicht gefunden werden. Bereits nach einem Glas Bier oder Wein pro Woche zeigten die Kinder zu 37 % häufiger emotionale Auffälligkeiten und Hyperaktivität als gleichaltrige Kinder abstinenter Mütter.

In den ersten drei Schwangerschaftsmonaten entstehen die schwersten Behinderungen mit zu kleinem, fehlgebildetem Gehirn (Mikrozephalie) und ausgeprägter geistiger Behinderung, Gesichtsfehlbildungen und Missbildungen am Körper und inneren Organen. Bei Alkoholkonsum im 4. bis 6. Schwangerschaftsmonat kommt es häufig zur Fehlgeburt. Im letzten Trimenon wird die Schwangerschaft meist ausgetragen. Als Schäden entstehen in der Regel eine mehr oder weniger stark ausgeprägte geistige Behinderung, sowie bedeutende Wachstums- und Entwicklungsverzögerungen.

Das fetale Alkoholsyndrom ist die häufigste Ursache geistiger Behinderung ohne genetische Ursache[85]. In Deutschland werden jährlich etwa 10000 Neugeborene mit Alkoholschäden zur Welt gebracht. Etwa 4000 von ihnen leiden am Vollbild des fetalen Alkoholsyndroms und sind lebenslang geistig und körperlich schwer behindert. Bei weniger schwerer Behinderung wird die Diagnose oft nicht gestellt, so dass mit einer hohen Dunkelziffer gerechnet werde muss, denn in einer Studie der Charité Berlin, gaben 58 % der Schwangeren an, gelegentlich Alkohol zu trinken[86].

Coffein

Die Neurone (Hirnzellen) haben Rezeptoren für Adenosin. Bei Reizüberflutung, Überlastung ihrer Funktion, produzieren sie Adenosin, welches an ihre Rezeptoren bindet. Dadurch wird der Eingang von Reizen durch die Neuriten stark reduziert, was sich in geistiger Müdigkeit, und Verlangsamung des Denkens und der Konzentrationsfähigkeit bemerkbar macht. Coffein bindet an die Adenosinrezeptoren der Neurone des Gehirns und verdrängt das Adenosin. Dadurch wird die schützende, natürliche Blockade zur Erholung der Hirnzellen sabotiert und das Denkvermögen und die Vigilanz (Wachheit) sind für 1–2 Stunden wieder hergestellt.

Ständig wiederholter Coffeinkonsum aus Kaffee oder „Energydrinks" trägt zur chronischen Erschöpfung und zu degenerativen Veränderungen der Neurone bei. Coffein aktiviert die Stresshormonachse, so dass Adrenalin und Cortisol vermehrt ausgeschüttet werden. Dies bewirkt eine vermehrte Bildung von Zytokinen und Entzündungsbereitschaft, auch im zentralen Nervensystem.

Primärwirkung: Wiederherstellung der Vigilanz (Wachheit) und klaren Denkens, Aufhellung der Stimmung, rasche Pulsfrequenz, Blutdruckerhöhung.

Sekundärwirkung (Entzugssymptome): verstärkte Erschöpfung, Verminderung aller geistigen Leistungen, Schläfrigkeit am Tag, Schlafstörung nachts, Gereiztheit, Unruhe, Schlaflosigkeit, Kopfschmerzen, Magenübersäuerung, gestörte Magen- und Darmperistaltik. Die verminderte geistige Leistungsfähigkeit als Sekundärwirkung nach auch nur einer Tasse Kaffee, ist in psychologischen Leistungstests bis zu einer Woche danach nachweisbar.

Die neurotoxische Langzeitwirkung: nervöse geistige Erschöpfung, Kopfschmerzen und Migräne. Durch die Umgehung der natürlichen Schutzwirkung der Neurone ist zu erwarten, dass Coffein einen bedeutenden Beitrag als Ursache neurodegenerativer Krankheiten leistet. Dies ist wissenschaftlich noch zu wenig untersucht worden.

Andere toxische Langzeitwirkungen durch regelmässigen Kaffeekonsum: Migräneanfälle, Bluthochdruck, Erhöhung des Risikos für kardiovaskuläre Krankheiten, Herzinfarkt, Hirnschlag, Sodbrennen durch Refluxkrankheit, Magen- und Zwölffingerdarmgeschwüre, Magenkrebs, erhöhtes Risiko für viele Krebsarten durch krebserregende Inhaltsstoffe des Kaffees (nicht durch das Coffein).

Zum Phänomen der Primär- und Sekundärwirkungen und der Gefahr medikamentöser Polypragmasie

Primärwirkungen entstehen durch erstmaliges Einwirken des Medikamentes bzw. der Droge. Nach der für jede Droge unterschiedlichen Wirkdauer, kommt es durch die Gegenregulation des Organismus zur Sekundärwirkung, die in der Regel unerwünscht ist. Dieses Phänomen wird allgemein, auch bei der Verordnung von Medikamenten zu wenig beachtet, so dass oft Sekundärwirkungen als neues Krankheitssymptom aufgefasst werden und gegen dieses ein weiteres Medikament verschrieben wird. Die unerwünschten Nebenwirkungen von Medikamenten sind in der Regel Sekundärwirkungen. Bei mehr als zwei Drogen bzw. Medikamenten sind die Wechselwirkungen zwischen den Medikamenten (Interaktionen) nicht mehr erfassbar. Somit ist nicht mehr voraussehbar, was im Körper geschieht.

Unerwünschte neurotoxische Nebenwirkungen oft verschriebener Medikamente sind häufig. Sie sind in Arzneimittelkompendien und Dateien, sowie in den Beipackzetteln in der Regel sehr gut erfasst und beschrieben. Um neurodegenerativen Krankheiten vorzubeugen, lohnt es sich für den verschreibenden Arzt, wie für den Patienten selbst, die Angaben der unerwünschten neurotoxischen Wirkungen zu beachten.

Die Kombinationswirkung neurotoxischer Schadstoffe

Die Belastungen durch Schwermetalle, Formaldehyd, Dioxine, Pestizide, Lösungsmittel, Drogen (auch Alkohol, Nikotin und Coffein) addieren sich in ihrer Wirkung, so dass das Einhalten von Grenzwerten für einzelne Stoffe bei Kombinationswirkung viel tiefer angesetzt werden müsste, als dies der Fall ist.

Vitamine, Spurenelemente und neurodegenerative Krankheit

Die Vitamine A, C, E wirken im Stoffwechsel als Antioxidantien. Die Vitamine A, D, E und K sind fettlöslich. Bei massiver Überdosierung über längere Zeit können sie neurotoxisch wirken. Bei Mangel an Vitamin B_6 und Zink können Neurotransmitter nicht genügend gebildet werden. Eine chronische Pestizidbelastung führt zu Vitamin B_6- und Zinkmangel.
Ein niedriger Blutspiegel der reduzierten Form der Folsäure (5 methyl Tetrahydrofolsäure) ist mit Depressionen assoziiert[87]. Bei Vitamin-C-Mangel kann die Folsäure nur in ungenügender Menge in ihre reduzierte Form (5-MTHF) verwandelt werden. Diese reduzierte Form (5-MTHF) ist aber notwendig, damit Homocystein im Zusammenwirken mit Vitamin B_{12} in Methionin umgewandelt werden kann, um anschliessend S-Adenyl-Methionin zu bilden. Dieses ist notwendig, damit die Monoamin-Neurotransmitter gebildet werden können. Zudem wird die reduzierte Folsäure (5-MTHF) zur Synthese des Adrenalins aus Noradrenalin in der Nebenniere benötigt.

Bei Folsäuremangel ist der Stoffwechsel des Nervensystems überempfindlich auf oxydativen Stress. Hierauf weist ein erhöhter Homocysteinspiegel im Blut hin. Dabei besteht ein Mangel an natürlichen Antioxidantien, ein Mangel an Vitamin C, Glutathion und NADH (Nicotinamid-Adenin-Dinukleotid-Wasserstoff). Dementsprechend haben sich zur Behandlung depressiver Menschen Infusionen mit Glutathion, Vitamin C, Folsäure und Vitamin B_{12} bewährt. Ein hoher Homocysteinspiegel, verbunden mit einer niedrigen Konzentration an B-Vitaminen (Folsäure, Vitamin B_{12}, Vitamin B_6) gilt als Risikofaktor für die Alzheimerkrankheit und vaskulärer Demenz (Demenz wegen Arteriosklerose und Gefässverschlüssen)[88]. Somit gilt auch ein hoher Homocysteinspiegel als prognostischer Marker für ein hohes Risiko zur Entwicklung einer Demenz. Bei 65-jährigen findet man ihn oft, zusammen mit Mangel an Folsäure und an den Vitaminen B_6 und B_{12}. Diese Konstellation gilt als Vorstadium der Alzheimerkrankheit. Sie ist gleichzeitig der Ausdruck eines oxydativen Stresses durch Fehlernährung, unnatürliche Lebensweise, Schlafmangel, chronischen Entzündungen wie Diabetes, Rheumatische Entzündungen, Autoimmunentzündungen und ungünstige Umwelteinflüsse wie Toxin- und Strahlenbelastung, Depression und Alzheimerkrankheit.

Vitamin-D-Mangel ist heute weit verbreitet. Nur durch das UVB-Spektrum des Sonnenlichtes, bei direkter Einstrahlung auf die Haut wird es in seiner aktiven Form in genügender Menge gebildet. Im Darm wird es nur in geringer Menge resorbiert. In den Niederungen unter 1200 m.ü.M. enthält das Sonnenlicht nur in den Sommermonaten das UVB-Spektrum, da dieses bei flacher Einstrahlung des Sonnenlichtes auf die Erdoberfläche in den Dunstschichten absorbiert wird. Sonnenschutzcremen, auch diejenigen mit ganz geringem Schutzfaktor halten genau dieses Sonnenlichtspektrum ab. Darum ist eine möglichst häufige Sonnenbestrahlung mit bedecktem Kopf, aber ohne Sonnenschutzcreme von 20 Minuten Dauer auf jeder Körperseite in den

Sommermonaten ganz wichtig, um eine möglichst hohe Menge an Vitamin D in der Leber zu speichern, als Vorrat für die Wintermonate.

Vitamin-D-Substitution reduziert die Ablagerung von β-Amyloid im Zwischenzellgewebe des Gehirns und schützt dadurch vor der Alzheimerkrankheit[89]. Eine zunehmende Anzahl epidemiologischer Studien weisen darauf hin, dass ein Vitamin-D-Mangel mit einer grossen Anzahl verschiedener neuropsychiatrischer und neurodegenerativer Krankheiten assoziiert ist[90], so auch mit Multipler Sklerose[91, 92].

Wir haben gesehen, dass die neurodegenerativen Krankheiten vielfältige Ursachen haben. Nur bei wenigen seltenen Formen ist die Vererbung von Bedeutung. Bei den meisten, besonders den heute sehr häufig gewordenen neurodegenerativen Krankheiten wie die Multiple Sklerose, die Parkinsonkrankheit, die Alzheimerkrankheit und die amyotrophische Lateralsklerose, sind sich die Experten nicht einig, da diese Krankheiten immer durch mehrere Ursachen entstehen und jeder Forscher sich meistens vor allem mit einer davon befasst hat. Für die Bedeutung der allgemein verbreiteten Fehlernährung, das heisst einer industriell verkünstelten Nahrung mit viel Zucker, Weissmehl, tierischem Fett und Eiweiss, Mangel an mehrfach ungesättigten Fettsäuren und an vegetabiler Frischkost, mit Alkohol, Kaffee und anderen Reizmitteln für die neurodegenerativen Krankheiten, sind in den letzten Jahren immer mehr wissenschaftliche Beweise entstanden. Mit Sicherheit wird aber ihre Bedeutung derzeit noch massiv unterschätzt. Die ursächliche Bedeutung vieler Neurotoxine ist derzeit schon sehr gut erforscht, diejenige der Strahlungsbelastungen wird in den nächsten Jahren von sich reden machen. Die Bedeutung einer geordneten, den biologischen Bedingungen menschlichen Lebens angepassten Lebensweise und geordneten Schlafverhaltens, wird ebenfalls noch massiv unterschätzt, auch wenn die Wirkung von Stress, Mobbing und anderen seelischen Traumen als Ursachenfaktoren für neurodegenerative Krankheiten neuropsychiatrisch bereits sehr gut erforscht sind.

Bei einer multifaktoriellen Ursache derart schwerwiegender Krankheiten ist der einzige mögliche Weg zur Verhütung und – soweit dies noch möglich – zur Heilung, dass man alle Ursachenfaktoren, deren Beeinflussung möglich ist, in den Therapieplan mit einbezieht. Dieses Buch basiert auf dieser Erkenntnis und auf einer jahrzehntelangen Erfahrung in einer äusserst erfolgreichen Therapie der Multiplen Sklerose und einer effizienten Verhütung anderer neurodegenerativer Krankheiten.

Der Formenkreis der neurodegenerativen Krankheiten

Zur Übersicht sind hier alle bekannten neurodegenerativen Krankheiten systematisch aufgeführt. Bei den meisten dieser Leiden handelt es sich um seltene Erbkrankheiten. Im Rahmen dieses Buches beschränken wir uns auf die Multiple Sklerose, die Parkinsonkrankheit und die amyotrophische Lateralsklerose, bei denen die Vererbung keine bzw. eine untergeordnete Rolle spielt. Auch bei genetisch bedingten neurodegenerativen Krankheiten, kann durch die therapeutischen Massnahmen, die in diesem Buch beschrieben sind, der Verlauf und das Befinden der Patienten günstig beeinflusst werden. Die neurodegenerativen Krankheiten, bei welchen die Demenz im Vordergrund steht und deren Verhütung und frühzeitige Therapie, werden im Bircher-Benner-Bandbuch Nr. 24 „Demenz und Alzheimerkrankheit" beschrieben.

Systematik der neurodegenerativen Krankheiten:

Krankheiten durch zerstörende degenerative Eiweisse: (TAU-Proteine)
- Die Alzheimerkrankheit (AD)
- Die progressive supranukleäre Blicklähmung (PSP)
- Die kortikobasale Degeneration (CBD)
- Die Silberkornkrankheit (AGD)
- Die frontotemporale Demenz, Parkinsonismus des Chromosoms 17 (FTDP17)
- Die Picksche Krankheit

Synucleinopathien:
- Der Morbus Parkinson (PD)
- Die LEWY-Körperchen-Demenz (LBD)
- Die Multisystematrophie (MSA)

TDP-34 Proteinopathien:
- Die Frontotemporallappen-Degeneration mit TDP 34

FUS-Pathien:
- Frontotemporallappendegeneration mit FUS (FTDL-FUS)
- Neuronal intermediate filament inclusion disease (NIFID)
- Basophilic inclusion body disease (BIBD)

Trinukleotiderkrankungen:
- Die Chorea Huntington (HD)
- Die Synobulbäre Muskelatrophie Typ Kennedy (SBMA)
- Die Friedreichsche Ataxie (FA)
- Die Spinozerebelläre Ataxie (SCA)
- Die Dentatorubro-Pallidoluysische Atrophie (DRPLA)

Prionenerkrankungen:
- Die Creutzfeld-Jakob-Krankheit
- Das Gerstmann-Sträussler-Scheinker-Syndrom
- Die tödliche familiäre Schlaflosigkeit
- Die Kuru-Krankheit

Erkrankungen der motorischen Neurone:
- Die amyotrophische Lateralsklerose (ALS)
- Die primäre Lateralsklerose
- Die spinale Muskelatrophie (SMA)

Neuroaxonale Dystrophien:
- Die infantile neuroaxonale Dystrophie Scheitelberger
- Die Neurodegeneration mit Eisenablagerung im Gehirn (NBIA)

Unklassifizierbare neurodegenerative Krankheiten:
- Die Frontotemporallappendegeneration mit Ubiqutin-Proteasen-System (FTLD-UPS)
- Die familiäre Enzephalopathie mit Neuroserpin-Einschlüssen
- Das CANVAS (Cerebellar ataxia neuropathy, vestibular areflexia syndrom)

Die Multiple Sklerose

Die Parkinson Krankheit

Die amyotrophische Lateralsklerose

Das Guillain-Barré-Syndrom

Periphere Neuropatien

Die Multiple Sklerose

Die Multple Sklerose (MS), auch Enzephalomyelitis disseminata (ED) genannt, ist eine chronisch-entzündliche Krankheit, bei welcher, wie wir gesehen haben, die Markscheiden oder Myelinscheiden, die isolierende und schützende Schicht um die rasch leitenden Nervenfasern im zentralen Nervensystem, angegriffen werden. Über die Ursachen wird viel geforscht und diskutiert. Bei jungen Erwachsenen ist sie, neben der Epilepsie, eine der häufigsten neurologischen Krankheiten. Sie verursacht grosses Leid unter den Patienten und ihren Angehörigen und ist von erheblicher sozialmedizinischer Bedeutung.

In Mitteleuropa ist sie die häufigste chronisch-entzündliche Erkrankung des Zentralnervensystems und bei Frauen etwa doppelt so häufig wie bei Männern. Nach aktuellen Schätzungen liegt die Krankheitshäufigkeit (Prävalenz) in Deutschland bei 149 erkrankten Menschen pro 100000 Einwohnern. Dies bedeutet, dass heute etwa jeder 750. Deutsche an dieser Krankheit leidet[93].

Von grosser Bedeutung für das Verständnis der Ursachen der Multiplen Sklerose ist deren geographische Verteilung auf der Weltkarte. In Afrika und Zentralamerika sind nur 15–18 pro 100000 Menschen durch eine MS behindert. In Indien, Thailand und Mexiko 18–21, in Argentinien und Australien 27–30 Patienten pro 100000 Einwohner, in Europa und Russland 36–39, in Frankreich, Schweden und Norwegen, Dänemark und Teilen Mitteleuropas 39–42 und in Nordamerika und Alaska 42–45 pro 100000 Einwohnern. Ganz auffallend ist, dass eine hohe Prävalenz in Grönland anzutreffen ist, mit über 45 durch MS behinderten Menschen pro 100000 Einwohnern, also ca. jeder zweitausendste Einwohner des Landes.

Menschen, die als Kinder oder Jugendliche aus MS-reichen Zonen in MS-arme Zonen umgesiedelt sind (zum Beispiel von Europa nach Südafrika oder von Nordamerika und Europa nach Israel) übernehmen das Krankheitsrisiko des Ziellandes, während ältere Personen die Krankheitshäufigkeit des Ursprungslandes behalten. Dieser Befund wird als wichtiger Hinweis betrachtet, dass starke Umweltfaktoren im Kindes- und Jugendalter eine Multiple Sklerose im erwachsenen Alter bewirken können.

Bei der Multiplen Sklerose entstehen verstreut in der weissen Substanz von Hirn und Rückenmark vielfache (multiple) entzündliche Entmarkungsherde, in denen körpereigene Abwehrzellen und aktivierte, zu Fresszellen umgewandelte Oligodendrozyten beteiligt sind und eine massive destruktive Entzündung in der Myelinscheide unterhalten. Ob dies eine Ursache oder eher eine Folge degenerativer Veränderungen der Lipide (Fettstoffe) der Mylinscheiden ist, darüber sind sich die Wissenschaftler nicht einig.

Da überall im zentralen Nervensystem Entmarkungsherde entstehen können, kann die Multiple Sklerose fast jedes neurologische Symptom erzeugen. Sehstörungen mit Minderung der Sehschärfe (Retrobulbärneuritis) und Störungen der

Augenbewegungen (internukleäre Ophthalmoplegie) sind typisch für die Multiple Sklerose, aber nicht beweisend, denn sie können auch andere Ursachen haben. Die Multiple Sklerose führt oft erst relativ spät nach dem Krankheitsbeginn zu schwerer Behinderung. Auch viele Jahre nach den ersten neurologischen Symptomen bleibt die Mehrzahl der Patientinnen noch gehfähig. Oft wird der Schweregrad der Behinderung anhand einer Skala (EDDS) angegeben.

Erste Beschreibungen der Krankheit stammen aus dem Mittelalter, doch beschrieb erst 1868 der französische Arzt Jean Marie Charcot erstmals das volle Krankheitsbild und prägte den Begriff „Sclérose en plâques". Der Pathologe findet an mehr als einer Stelle des zentralen Nervensystems herdförmige entzündliche Entmarkungsherde in der weissen Substanz. Histologisch findet man vermehrte Gliazellen und mit Entzündungszellen durchsetzte Herde in der weissen Substanz. Das Myelin der Markscheiden wird in den Entzündungsherden abgebaut, bis letztlich nur noch das nackte Axon (Nervenfortsatz) offen liegt, das dann ebenfalls angegriffen wird, bis es zu Grunde geht.

In den ersten Krankheitsphasen ist die Fähigkeit der Gliazellen, die Markscheiden zu reparieren (Remyelinisation), so dass sich die neurologischen Ausfälle zurückbilden, noch deutlich vorhanden. Die Remyelinisation durch die Gliazellen ist zwar minderwertig, genügt aber für eine korrekte Nervenleitung. Die Remyelinisation kann, wenn sie gelingt, verhindern, dass das Axon zu Grunde geht und eine volle, bleibende Lähmung eintritt. Im Zustand der Entmarkung (Demyelinisation) leiten die Nervenfasern (Axone) die Nervenimpulse nur noch sehr langsam, aber solange diese nicht zerstört sind, können sich die Lähmungen noch zurückbilden, indem die Gliazellen eine dünne, aber dennoch isolierende Myelinschicht zurückerhalten, so dass sich Symptome wie Lähmungen oder Sehstörungen noch teilweise oder ganz erholen können. Im späteren Verlauf kommt es dann allerdings zu immer mehr dauerhaften Lähmungen, in dem Masse, als die Axone zerstört werden. Allerdings kann es manchmal auch bei intakter Myelinscheide bereits zu Axonschäden und von Anfang an zu dauernden Lähmungen kommen.

Die Multiple Sklerose beginnt meistens mit Krankheitsschüben mit Ausfallserscheinungen, die sich ganz oder teilweise zurückbilden, seltener aber auch von Anfang an chronisch progredient. In jedem Falle entwickelt sich mit der Zeit eine chronisch-progressive Behinderung. Aus klinischen Beobachtungen weiss man, dass die chronisch-fortschreitende Behinderung nicht in unmittelbarem Zusammenhang mit den akuten Schüben steht, sondern dass die chronisch-progressive Behinderung in ihrem Verlauf viel eher einer direkten Schädigung der grauen Substanz, das heisst der Nervenzellen, der Neurone selbst entspricht[94].

Pathologisch-anatomische Untersuchungen zeigen, dass auch in intakt erscheinender weisser Hirnsubstanz bei mikroskopischer Betrachtung bereits diffuse pathologische Veränderungen vorhanden sind[95]. Ist die Demyelinisierung bereits weit ausgedehnt, so findet man in der grauen Substanz, wo die Nervenzellen liegen, bereits eine um ⅕ verminderte Anzahl Hirnzellen (Neurone), im Vergleich zu gesunder Hirnrinde. Der Verlust an Neuronen kann auch auftreten, bevor klinische MS-Symptome auftreten und dies kann auch dann noch der Fall sein, wenn sich die Krankheit klinisch bessert.

Die neuen kernspintechnischen Bildgebungsverfahren, wie die Magnetisations-Transfer- Bildgebung (MTR) zeigen, entgegen früherer Auffassung, dass die Zerstörung von Neuronen nicht nur in einzelnen Läsionen vor sich geht, sondern dass diese zusätzlich diffus im ganzen zentralen Nervensystem stattfindet[96].

Die Ursachen der Multiplen Sklerose

Die Ursache ist multifaktoriell, das heisst, dass viele Ursachen zusammenkommen müssen, bis diese Krankheit ausbricht. Es sind die Folgenden:

Die Vererbung

Dass die MS keine Erbkrankheit im eigentlichen Sinne ist, ist man sich einig, obschon man bei MS-kranken Menschen eine Vielzahl von genetischen Varianten gefunden hat. Viele dieser Varianten stehen in direktem Zusammenhang mit dem Immunsystem, z.B. Varianten des Tumornekrosefaktor 1-Gens oder von Genen, die am Interleukin-Signalweg beteiligt sind. Einige solcher Varianten konnten aber auch beim Diabetes mellitus des Typs I oder beim Morbus Crohn gefunden werden[97, 98, 99, 100, 101], so dass deren Bedeutung nicht ganz klar geworden ist. In Untersuchungen des ganzen Genoms des Menschen auf MS-bezogene Gene kam man zur Schlussfolgerung, dass das Risiko an MS zu erkranken nur sehr teilweise genetisch erklärt werden kann. Die meisten der gefundenen Gen-loci betrafen Immunantwort-Proteine[102].

Obschon Berichte über unterschiedliche Erscheinungsformen (Phänotypen) der Multiplen Sklerose in Indien, im Vergleich zu denjenigen in westlichen Ländern gefunden wurden, zeigten neuere Studien, dass die Krankheit an beiden Orten im Wesentlichen doch gleich verläuft[103]. Bei eineiigen Zwillingen von einem Elternteil mit MS beträgt das Risiko, dass eines ihrer Kinder ebenfalls an MS erkrankt etwa 35 %, bei Geschwistern etwa 4 %, bei Verwandten 1. Grades etwa 3 %, bei Verwandten 2. Grades 1 % und bei Verwandten 3. Grades 0,9 %.

Die Infektionshypothese

Lange Zeit hat man vergeblich nach einem Erreger gesucht, der auf immunologischem Wege MS auslösen würde. Adoptiv- und Stiefkinder einer MS-kranken Person haben aber kein erhöhtes Risiko auch an MS zu erkranken. In mehreren Studien wurde eine Ansteckbarkeit der MS eindeutig ausgeschlossen[104]. Gewisse Viren schwächen aber das Immunsystem ganz allgemein, was den Ausbruch einer Multiplen Sklerose begünstigen kann, so besonders das Epstein-Barr-Virus und Herpesviren. Kinder mit MS haben in ihrem Blutserum häufiger Epstein-Barr-Titer als andere Kinder[105, 106]. Dies wurde kürzlich auch für Erwachsene bestätigt. So entsteht die degenerative Entzündung des Sehnervs (Neuromyelitis optica) bei Multiple-Sklerose-Kranken während einer Reaktivierung einer Epstein-Barr-Virus-Infektion häufiger als ohne diese Infektion[107]. Auch fand man bei Patienten im frühen Stadium der MS, wo die Schübe sich noch zurückbilden können, in der Hirnflüssigkeit eine erhöhte Synthese von Antikörpern gegen das Epstein-Barr-Virus[108].

Bakterielle Infektionen mit Chlamydien, Spirochäten, Rickettsien und Streptococcus mutans sind als Auslöser einer MS in Betracht gezogen worden. Auch ist das Mycobacterium avium der Unterart der Paratuberkulose (Vogeltuberkulose) nicht nur mit verschiedenen Krankheiten, bei denen Autoimmunität eine wichtige Rolle spielt assoziert, wie mit dem Morbus Crohn, Diabetes Typ 1, der Sarkoidose (Morbus Boeck) und der autoimmunen Hashimoto-Schilddrüsenentzündung, sondern auch mit der Multiplen Sklerose[109]. Andrerseits gibt es in Familien mit mehreren Kindern unter 6 Jahren weniger MS-Fälle. Dies erklärt man mit der gegenseitigen Ansteckung der Kinder, welche bewirkt, dass ihr Immunsystem sich kräftiger entwickelt[110].

Infektionen aktivieren Interleukine (Botenstoffe zwischen weissen Blutkörperchen) und diese können durch die Blut-Hirnschranke ins zentrale Nervensystem gelangen und dort auf die Mikrogliazellen einwirken, so dass diese zusätzlich Entzündungsmediatoren (Interleukine) produzieren. Es ist durchaus denkbar, dass Infektionen MS auslösen können, wenn das Gehirn durch neurodegenerative Prozesse, verursacht durch Fehlernährung, Neurotoxine und oxydativen Stress, bereits vorgeschädigt war.

Vitamin D und MS

Hohe Vitamin-D-Spiegel im Blut senken das Risiko, an Multipler Sklerose zu erkranken[111]. Einige grosse Studien lassen die Wissenschaftler vermuten, dass Massnahmen, die einen Vitamin-D-Spiegel in der oberen Norm garantieren, viele Fälle von Multipler Sklerose verhindern würden[112, 113, 114]. Immer mehr epidemiologische Studien zeigen, dass ein Vitamin-D-Mangel mit einer breiten Palette neuropsychiatrischer Krankheiten assoziiert ist[115]. So hat man auch bei der Alzheimerdemenz festgestellt, dass ein hoher Vitamin-D-Spiegel die Einlagerung von β-Amyloiden im Bindegewebe des Gehirns vermindert[116]. Aus mehreren wissenschaftlichen Arbeiten kam man zur Schlussfolgerung, dass das Vitamin D ein potenter natürlicher Regulator des Immunsystems gegen Entzündungen ist. Durch neue Studien wurde gezeigt, dass es verschiedene Arten genetisch veranlagter Vitamin-D-Rezeptoren gibt, wobei man noch nicht weiss, was dies bezüglich des Vitamin-D-Mangels bedeutet[117].

Die Quecksilberbelastung und die Multiple Sklerose

Zahlreiche Studien aus der ganzen Welt warnen vor der Gefährlichkeit des Quecksilbers.
Wie bereits beschrieben, enthalten Amalgamfüllungen zu 50 % flüssiges Quecksilber. Die US-Food and Drug Administration (FDA) warnt heute vor der Verwendung von Amalgam[118]. Schon 1978 wurde in einer vergleichenden Studie nachgewiesen, dass Menschen mit Amalgamfüllungen eine höhere Mortalität aufweisen (früher sterben), als eine Vergleichsgruppe von Menschen ohne Amalgam.[119]. Amerikanische Zahnärzte leiden vermehrt an Multipler Sklerose, da sie die Amalgame bei ihren Patienten verarbeiten müssen und leiden oft unter einem sehr störenden Zittern, das durch ihre Qucksilbervergiftung verursacht ist (Tremor mercurialis)[120]. Menschen mit Amalgamfüllungen haben in der Mundhöhle höhere Werte an Quecksilberdampf als Vergleichspersonen. Nach Kauen von Kaugummi erhöhen sich diese Werte auf das 15,6-fache[121].

MS-Patienten haben wesentlich mehr Karies und Amalgamfüllungen als Vergleichspersonen ohne MS, worin auch die geographische Verteilung dieser von Karies und MS miteinander übereinstimmt[122]. MS-Patienten mit Amalgamfüllen haben tiefere Blutzellwerte verglichen mit MS-Patienten, welche ihre Amalgamfüllungen entfernt hatten, so ein tieferes Hämoglobin und eine niedrigere Anzahl an T-Lymphozyten und CD-8 Suppressorzellen[123]. 217 MS-Patienten hatten erhöhte Werte von Blei aus Amalgamen in MS-assoziierten Genen, im Vergleich zu 496 Vergleichspersonen ohne MS[124].
MS-Patienten haben höhere durchschnittliche Quecksilber-Blutspiegel als Vergleichspersonen ohne MS[125].

Wissenschaftlich anerkannt wurde, dass das ständige, langsame retrograde Durchdringen von Methylquecksilber aus Amalgamfüllungen in die Zahnwurzeln und den Körper zu Multipler Sklerose führen kann[126]. In einer Vergleichsstudie wurde in den Haaranalysen von MS-Patienten ein wesentlich höherer Quecksilbergehalt gefunden als bei der Vergleichsgruppe ohne MS. Auch hatten MS-Patienten mit Amalgamfüllungen wesentlich (signifikant) mehr Krankheitsschübe als diejenigen ohne Amalgam[127].

Das in den Amalgamfüllungen eingebrachte flüssige metallische Quecksilber verflüchtigt sich bei Raumtemperatur und beim Kauen und wird im Stoffwechsel organisch gebunden und dadurch vorwiegend in hochtoxisches Methylquecksilber umgewandelt. Dieses verbindet sich mit verschiedenen anderen Metallen und erzeugt allergische Reaktionen. Nur durch Chelation kann Methylquecksilber aus dem Körper entfernt werden[128]. In der Hirnflüssigkeit (Liquor cerebrospinalis) von MS-Patienten mit Amalgamfüllungen wurden achtmal höhere Quecksilberkonzentrationen gefunden als bei MS-Patienten ohne Amalgam.

Mittels des Lymphozyten-Reaktivitätstests (MELISA) wurde nachgewiesen, dass Patienten mit Multipler Sklerose oder anderen autoimmunvermittelten Krankheiten eine stark erhöhte allergische Reaktivität der Lymphozyten gegen verschiedene Metalle aufweisen und dass diese Metallallergie gegen Quecksilber und andere Metalle nach Entfernung der Amalgame sich zurückbildet[129]. Die Zusammensetzung der Eiweisse in der Hirnflüssigkeit (Eiweisselektrophorese des Liquor cerebrospinalis) veränderte sich bei MS-Patienten dramatisch positiv nachdem die Amalgamfüllungen entfernt wurden, im Vergleich zu derjenigen vor der Amalgamentfernung[130].

Ganz wichtig zu beachten ist, dass das hochtoxische, organisch gebundene Methylquecksilber überwiegend aus der Nahrung aufgenommen wird, hauptsächlich durch das Essen von Speisen mit quecksilberhaltigem Fisch. Das aus Fischnahrung im Körper verbleibende Quecksilber wird zu 10 % in anorganisches Quecksilber umgewandelt und teilweise über die Nieren ausgeschieden, die toxisch sehr belastet werden. Ein Teil des Quecksilbers aus der Fischnahrung verbleibt aber im Körper. Die Quecksilbervergiftung aus der Ernährung mit Fisch kann am besten über eine Haaranalyse nachgewiesen werden. Die meisten Fischprodukte, besonders aber Fischkonserven wie Thunfisch, Lachs oder Sardellen, sind stark mit Quecksilber kontaminiert. Hinzu kommt heute die zunehmende Belastung der Fische mit radioaktiven Isotopen aus Atomkatastrophen, Atomversuchen und verantwortungsloser Entsorgung radioaktiver Abfälle in die Weltmeere, die sich über die grossen Strömungen in alle Ozeane der Erde ausbreiten. Die radioaktive Verseuchung von Nahrungsmitteln wird derzeit nicht wirklich kontrolliert und die Thunfischkonserven aus der Nähe von Fukushima werden gerade so, als wäre nichts geschehen, auf dem Weltmarkt frei verkauft. Aus demselben Grunde können wir auch die Verwendung von Meersalz nicht mehr empfehlen.

Wissenschaftliche Grundlagen zur Ernährungstherapie bei Multipler Sklerose

Seit über 100 Jahren werden Patienten mit Multipler Sklerose im Bircher-Benner Zentrum mit Entgiftung, Lebensordnung und einer energetisch hochwertigen, rohkostreichen, im Wesentlichen veganen Diät mit hohem Gehalt an hochwertigen Lipiden und Vitalstoffen erfolgreich behandelt. Wenn die Diätvorschriften eingehalten werden, treten in aller Regel keine Schübe mehr auf und die chronische Verschlechterung bleibt aus. Voraussetzung dafür ist, dass alle toxischen Ursachen und ganz besonders die Belastung durch Quecksilber am Anfang der Therapie sogleich behoben werden. Auch an anderen Zentren wurden seit der Mitte des letzten Jahrhunderts Patienten mit Multipler Sklerose mit einer ähnlichen Diät, Lebensordnung und Naturheilkunde erfolgreich behandelt, so von Dr. Joseph Evers[131].

Nachdem während Jahrzehnten vorwiegend nach einer infektiösen Ursache gesucht wurde, mehren sich in den letzten Jahren wissenschaftliche Arbeiten zur Bedeutung der Ernährung als Ursache der Multiplen Sklerose, welche unsere diätetische Therapie, wie sie in diesem Buch angegeben wird, bestätigen.

Kochsalz und Multiple Sklerose
Ein hoher Salzkonsum erhöht die Krankheitsaktivität und verschlechtert damit den Krankheitsverlauf und die Prognose der Multiplen Sklerose[132,133]. Kochsalz hemmt die suppressive Funktion von FOX-P3+ regulierenden T-Lymphozyten, so dass Kochsalz Entzündungsvorgänge fördert[134].

Tierische Nahrung, pflanzliche Lipide (Fettstoffe) und Multiple Sklerose
Eine Nahrung reich an gesättigten, tierischen Fetten erhöht das Risiko, an MS zu erkranken und verschlechtert nach der Erkrankung deren Verlauf[135, 136, 137, 138, 139, 140]. Je früher im Leben eine an tierischen Fetten arme Diät begonnen wird, desto niedriger ist das Risiko, an MS zu erkranken[141]. Eine Ergänzung der Ernährung mit mehrfach ungesättigten Fettsäuren (Omega-3-Fettsäuen) vermindert das Risiko, an MS zu erkranken bedeutend[142,143]. In einer placebokontrollierten Vergleichsstudie mit hospitalisierten MS-kranken Patienten reduzierte eine Reduktion tierischer Fette bei gleichzeitiger Zugabe mehrfach ungestättigter Omega-3-Öle die Entzündungsparameter C-reaktives Protein (CRP), Interleukin IL-6 und iso-prostan 8-iso-PGF2a und die Aktivität der Katalase, als Zeichen des Rückgangs der Entzündungen und des oxydativen Stresses[144].

Adipositas und Multiple Sklerose
Übergewicht erhöht das Risiko, an Multipler Sklerose zu erkranken und ist assoziiert mit einem erhöhten Homocystein-Spiegel im Blut, als Zeichen eines erhöhten Risikos, an neurodegenerativen Krankheiten, Demenz und Multipler Sklerose zu erkranken[145,146].

Weitere Studien zur Ernährung und dem Risiko an Multipler Sklerose zu erkranken
In Gorski Kotar, einer Gegend Kroatiens, erkranken wesentlich mehr Leute an Multipler Sklerose, als in anderen Gegenden desselben Landes. Dies wird mit dem

dort üblichen hohen Konsum an Vollmilch, Kartoffeln mit Lachs und frischem oder geräuchertem Fleisch erklärt[147]. In Ferrara wurde in einer retrospektiven fallkontrollierten Studie festgestellt, dass Personen, die in ihrer Kinder- und Jugendzeit mit viel Weissbrot, Teigwaren, Butter, Lachs, Gemüsesuppe, Pferdefleisch, Kaffee und Tee ernährt worden waren, im späteren Leben vermehrt an Multipler Sklerose erkrankten[148]. MS-Patienten mit der sekundär progressiven Form der MS hatten in ihrer Ernährung einen Mangel an Folsäure, Magnesium, Eisen und Calcium, verglichen mit der holländischen Gesamtbevölkerung[149].

Übergewichtige Patienten mit Multipler Sklerose, mit viel tierischem Fett in der Nahrung, Rauchen, sozialer Isolation und einer Therapie mit Interferon, leiden häufiger unter Depressionen als eine Patientengruppe mit regelmässiger Einnahme von Vitamin D und Leinöl, Einschränkung des Alkoholkonsums und therapeutischer Beratung (Mediation)[150].

Eine grosse Zahl wissenschaftlicher Studien hat gezeigt, dass eine Ernährung im Stil westlicher Industrieländer, mit viel Kochsalz, tierischem Fett, rotem Fleisch, zuckerhaltigen Getränken, gebratenen und frittierten Speisen, Mangel an Ballaststoffen und Bewegungsarmut das Risiko wesentlich erhöht, an MS zu erkranken und deren Verlauf und Prognose verschlechtert. Eine solche Ernährung schädigt das Milieu im Darm und dessen Schleimhaut und führt zu einer Fäulnis produzierenden, pathologisch veränderten Darmflora, zu einer Störung und Schädigung des enteralen Immunsystems (Immunsystem des Darms) und zu einer vermehrten Produktion von Entzündungsmediatoren und Neigung zu chronischen Entzündungen und Autoimmunreaktionen und zu Multipler Sklerose, während eine pflanzenbasierte Ernährung der Multiplen Sklerose sehr wirksam vorbeugt und deren Verlauf ganz wesentlich verbessert[151, 152, 153, 154, 155, 156].

Darmmilieu, Darmflora und Multiple Sklerose

Schon Anfang des 20. Jahrhunderts und in den Fünfzigerjahren, wurde auf die grosse Bedeutung der gestörten Darmflora (intestinale Fehlbesiedlung, Dysbiose) und des enteralen Immunsystems (Immunsystem der Darmschleimhaut) und der dadurch verursachten Nahrungsmittelunverträglichkeiten und Nahrungsallergien hingewiesen. Aber erst in letzter Zeit hat dies wieder neu Beachtung gefunden[157,158,159]. So wird heute die gestörte Darmflora als äusserst wichtige Ursache für die Multiple Sklerose betrachtet, da Abbauprodukte gewisser gesunder Darmbakterien für das Nervensystem ganz wichtig sind und das Fehlen dieser Bakterien neurologische Krankheiten, wie MS, begünstigen kann[160].

Oxydativer Stress, Antioxidantien, Omega-3-Fettsäuren und Multiple Sklerose

Eine regelmässige Einnahme von Coenzym Q10, einem bedeutenden Antioxidans für die Mitochondrien, verbesserte verschiedene Entzündungsmarker bei MS-Patienten[161, 162]. Bereits eine tägliche Zugabe von 1,2 mg α-Liponsäure als Antioxidans verbesserte das Zytokinprofil bei MS-Patienten, als Zeichen einer Verbesserung der Entzündungslage im Immunsystem, so die Parameter INFγ, ECAM-1, TGF-β, IL-4[163]. In hoher Dosierung verbessern die Omega-3-Öle den Behinderungsgrad (Disability-Status). Das Verhältnis der Omega-3- zu den Omega-6-Fettsäuren in der Nahrung muss mindestens 1 : 5, besser aber 1 : 1 sein. Aus der positiven Wirkung erhöhter Einnahme von Omega-3-Fettsäuren wurde geschlossen, dass der gestörte Omega-6-Fettsäure-Stoffwechsel bei MS-Patienten in den Myelinscheiden zum Verlust der langen Kette der Omega-6-Fettsäuren

führe und zu einer Verminderung des entzündungshemmenden Zytokins TGF-β, das durch Omega-3-Fettsäuren gefördert wird, so besonders in der Phase zwischen den Schüben[164].
In einer Doppelblindstudie mit 75 hospitalisierten MS-Patienten in London und Belfast hatten diejenigen, welche pflanzliche Linolsäure und Linolensäure (Leinöl) während 2 Jahren als Zugabe zur Diät erhielten, weniger Rückfälle. Auch waren die Schübe weniger stark ausgeprägt als bei der Vergleichsgruppe[165]. Dasselbe wurde in mehreren Doppelblindstudien bestätigt[166, 167].

Bei MS-Patienten sind die Superoxidradikale (R.O.S.) im Blut vermehrt vorhanden[168, 169]. Dies bestätigt, dass diese Patienten an oxydativem Stress leiden. In einer vergleichenden Studie von 29 Patienten mit rezidivierenden MS-Schüben (RRMS) und einer randomisierten Vergleichsgruppe ohne MS, wurden die Konzentrationen verschiedener wichtiger Parameter für oxydativen Stress und einiger Antioxidantien gemessen. Die Werte für die Enzyme δ-Aminolaevulinsäure-Dehydratase und Katalase (CAT) waren erhöht, die SOD (Superoxyddismutase) dagegen erniedrigt. Die Untersucher fanden eine deutlich erhöhte Lipid-Peroxydation und erhöhte Carbonylprotein-Werte im Serum der MS-Patienten. Auch wiesen sie in den weissen Blutkörperchen (Leukozyten) von MS-Patienten beschädigte DNA (Erbsubstanz) nach. Hinzu kamen erniedrigte Werte für Vitamin C, Vitamin E, NPSAH und Vitamin D in der Gruppe der Patienten mit rezidivierenden MS-Schüben, im Vergleich zur gesunden Kontrollgruppe. Diese Befunde zeigen, dass der oxydative Stress bei den MS-Patienten stark und sehr bedeutend ist und dass dieser die Erbsubstanz angreift und dass es bei MS-Patienten an wichtigen antioxydativen Vitaminen mangelt[170]. In einer weiteren vergleichenden Studie hatten Patienten mit rezidivierenden Multiple Skleroseschüben zu tiefe Werte von Selen, Glutathionperoxydase und am gesamten Profil an Antioxydantien[171].

Das Myelin der Nervenscheiden enthält zu 20 % Cholesterin. Dieses wird an Low density Lipoproteinen (LDL-Cholesterin) in die Myelinscheiden eingebaut. LDL-Cholesterin ist ein ganz wichtiger Stabilisator der Zellmembranen. LDL-Cholesterin ist absolut lebensnotwendig. Es ist diejenige Form, in der das in der Leber synthetisierte Cholesterin in alle Gewebe des Körpers gebracht wird. Cholesterin ist essentiell für die Stabilisierung aller Zellmembranen im ganzen Körper, so auch in den Myelinscheiden der Nervenfasern (Axone). Die Arteriosklerose wird nicht durch das LDL-Cholesterin verursacht, sondern teilweise und ganz bedeutend durch LDL-Cholesterin, das wegen Mangel an mehrfach ungesättigten Fettsäuren in seinem Lipoproteinmolekül, auf dem Weg von der Leber zu den Arterienwänden im Organismus ranzig geworden, d.h. oxydiert worden ist. Es wurde nachgewiesen, dass das Cholesterin der Myelinscheiden bei Multipler Sklerose ebenfalls ranzig geworden war, so dass man in diesen, wie in den Arterienwänden, ebenfalls oxydiertes LDL-Cholesterin findet. Bei beiden Krankheiten entsteht diese Oxydation durch oxydativen Stress, durch die Einwirkung freier Radikale (R.O.S.), bei Mangel an antioxydativen Substanzen in der Nahrung[172].

Schlafmangel, Melatonin und Multiple Sklerose

Man hat herausgefunden, dass das Schlafhormon Melatonin der Zirbeldrüse (Epiphyse) eine wichtige Rolle beim Entstehen der Multiplen Sklerose spielt. An Mäusen konnte man zeigen, dass Melatonin den Zelltod (Apoptose) im zentralen Nervensystem verhindert und das Bewegungsverhalten der Mäuse verbessert. Melatonin verbesserte also neurologische Defizite und Lähmungen und schützt die

Hirnzellen (Neurone) vor Zelluntergang. Allerdings bewirkte Melatonin keine Neuproduktion von Myelin für die Markscheiden der Nervenfasern[173, 174].

Die Komplexität der Ursachen der Multiplen Sklerose

Man hat erkannt, dass das immunologische Geschehen beim Vorgang der Selbstzerstörung der Myelinscheiden bei Multipler Sklerose viel komplexer ist, als man lange Zeit dachte und dass nicht nur die CD-4 Helferzellen und ein gestörtes Verhältnis der CD-4-TH1 zu den CD-4-TH-2-Helferzellen an der unkontrollierten Entzündung schuld ist, sondern dass auch CD-8-Suppressorzellen, Antikörper produzierende B-Zellen und Mikrogliazellen, die sich zu Fresszellen umwandeln in das zerstörende Autoimmungeschehen eingreifen. Einige Wissenschaftler sind zur Ansicht gelangt, dass Umwelt-Risikofaktoren wie Vitamin-D-Mangel, Epstein-Barr-Virus Infektion, Rauchen, westliche Diät und eine gestörte Darmflora das Entstehen der Multiplen Sklerose dadurch begünstigen, dass sie durch Interaktion mit genetischen Varianten zu einer massiven Regulationsstörung des Immunsystem der MS-Kranken führe, welche schlussendlich die Selbstzerstörung der Myelinscheiden verursacht[175].

Aufgrund einer 1-jährigen randomisierten, kontrollierten Vergleichsstudie mit und ohne Diät[176] empfiehlt die amerikanische Neurologen-Fachärztegesellschaft heute eine fettarme pflanzenbasierte Diät für alle Multiple Sklerose-kranken Menschen. Inzwischen gibt es eine ganze Reihe von Studien, welche die positive Wirkung einer veganen Vollwertkost, mit Zugabe von Omega-3-Fettsäuren und Vitamin D für Multiple-Sklerose-Kranke belegen[177]. Die derzeit vorhandenen wissenschaftlichen Untersuchungen bestätigen die Vielfalt der Ursachen der Multiplen Sklerose.

Nach unserer Erfahrung liegt die Vielfalt dieser Ursachen der Multiplen Sklerose in der Vergiftung mit Quecksilber und anderen Neurotoxinen, im oxydativen Stress, an welchem diese Patienten leiden, in der mehr oder weniger massiven Fehlernährung dieser Menschen mit Mangel an Vitalstoffen, an Folsäure, an den Vitaminen C, D und E, Mangel an energetisch hochwertiger, lebendiger Pflanzennahrung mit hohem Gehalt an allen antioxydativ wirkenden sekundären Pflanzenstoffen, Mangel an Lebensordnung, Vormitternachtsschlaf und an Bewegung.

Diese Ursachen zu beheben, ist die Voraussetzung für die Verhütung und so lange dies noch möglich ist, der Heilung der Multiplen Sklerose. Diese ursächliche Therapie und Diät am Wirken zu sehen, ist jedes Mal beeindruckend. Rasch beruhigt sich die autoallergische Entzündung. Das gestörte mikrobiologische Milieu im Darm, durch Fehlernährung entstanden und oft durch häufige antibiotische Therapien verschlimmert, korrigiert sich innerhalb der folgenden Monate. Omega-3-Fettsäuren geben wir in Form von biologisch erzeugtem, kalt gepresstem Leinöl, das auch viel Vitamin E enthält. Die Vitamine A, C, D, B_6 und B_{12} und der Selenspiegel müssen kontrolliert und oft substituiert werden. All diese Werte sollen in die obere Norm gebracht werden. Die Rohkost ist reich an Folsäure. Trotzdem muss der Homocysteinspiegel kontrolliert werden und muss Folsäure anfangs oft substituiert werden. Unterschwellige Infektionen, wie das Epstein-Barr-Virus oder Herpes-Viren können in Momenten der Schwäche aufflackern und Verschlechterungen auslösen. Bei konsequentem Einhalten unserer Diät, sind solche Reaktivierungen aber äusserst selten.
Nahrungsmittelunverträglichkeiten erzeugen Entzündung durch Bildung von Entzündungsmediatoren (Interleukinen).

Diese fachen die Autoimmunentzündung im zentralen Nervensystem an. Mittels IgG4-Antikörper-Testung können sie erfasst werden. Unsere Erfahrung zeigt, dass es ganz wichtig ist, den Diätplan ganz individuell auf diese Unverträglichkeiten abzustimmen, um allergische Entzündungsreaktionen zu vermeiden.

Verlaufsformen der Multiplen Sklerose

Ohne wirksame Therapie verläuft diese Krankheit einerseits in Schüben und im späteren Verlauf immer in einer allmählichen, anhaltenden Verschlechterung. Ein Schub ist definiert als das Auftreten neuer oder das Wiederaufflammen bereits bekannter klinischer Symptome, die länger als 24 Stunden anhalten. Jedem Schub liegt eine neue entzündliche, entmarkende Schädigung der Myelinscheiden zu Grunde. Zwischen zwei Schüben, müssen mindestens 30 Tage keine neuen Symptome aufgetreten sein, damit sie nicht zusammen gehören. Ein Schub dauert wenige Tage bis wenige Wochen.

Anfangs bilden sich die Symptome nach einem Schub meist vollständig zurück. In diesem Fall spricht man von einer *vollständigen Remission.* Im späteren Verlauf bleiben neue Verschlechterungen oft teilweise bestehen *(unvollständige Remission).* Dies zeigt, dass die Myelinscheiden soweit zerstört wurden, dass auch die in ihrem Innern verlaufende Nervenfaser, das Axon, zerstört wurde, so dass keine Erholung mehr möglich ist. Als *Pseudoschub* bezeichnet der Neurologe vorübergehende Verschlechterungen, die im Rahmen einer Infektion (Erkältung) oder eines Fiebers auftreten.

Bei der Multiplen Sklerose unterscheidet man folgende Verlaufsformen:

- Die schubförmige, remittierende MS (RRMS)
- Die sekundär progrediente MS (SPMS)
- Die primär progrediente MS (PPMS)

Die Ausprägung und Intensität der jeweiligen Verläufe ist von Patient zu Patient sehr verschieden. Es gibt sehr milde, aber auch sehr schwere Verläufe.
Als Triggerfaktoren (die Krankheit auslösende Faktoren) bezeichnet man Bedingungen, welche die Wahrscheinlichkeit, dass ein Schub auftritt erhöhen, wie etwa eine Grippe oder eine andere Virusinfektion z.B. des Magen-Darmtraktes.
Während einer Schwangerschaft ist das Schubrisiko deutlich vermindert, in den ersten drei Monaten nach der Entbindung jedoch deutlich erhöht[178].

Einen primär progressiven Verlauf der Krankheit beobachtet man bei etwa 15 % der MS-Kranken.

Die Symptomatik der Multiplen Sklerose

Ein erster Schub erscheint meistens zwischen dem 15. und 40. Lebensjahr. Sehr oft bilden sich die ersten Schübe vollständig zurück, als Zeichen, dass die Axone der Nerven noch nicht angegriffen wurden und dass die Remyelinisierung genügte, um die Nervenleitung wieder herzustellen. Im späteren Verlauf bleiben Restsymptome zurück, da ein Teil der Axone zerstört wurde. Am Anfang erscheinen oft Sehstörungen und Empfindungsstörungen (Sensibilitätsstörungen). Nicht selten kommt es vor, dass die Krankheit mit einem einzigen Symptom beginnt (CIS).

Der Ort der ersten Läsion ist sehr verschieden. Bei 15 % der Patienten beginnt die Krankheit mit einer zunächst meist einseitigen, starken Sehunschärfe oder einem Schleier im Gesichtsfeld, so dass sie kaum mehr ihre eigenen Finger zählen können. Dies zeigt, dass der Sehnerv betroffen ist *(Retrobulbärneuritis).* Vielfach treten Lichterscheinungen und Schmerzen im Augapfel auf. Ist der Sehnerv nahe am Auge betroffen, so schrumpft er (*Optikusatrophie).* Nach 1–2 Wochen bessert sich die Sehschärfe aber meistens wieder. Sie kann auch wieder normal werden. Bei ⅓ der Patienten entwickeln sich in den darauffolgenden Jahren andere Symptome. Zum Beispiel *Doppeltsehen* oder *Schwindel* und Unsicherheit beim Gehen *(Ataxie)* oder pendelnde Augenbewegungen beim Blick zur Seite *(Nystagmus).* Elektrisierende (neuralgische) Schmerzen im Gesicht *(Trigeminusneuralgie)* sind bei MS-Patienten relativ oft beidseitig und sehr quälend. *Epileptische Anfälle* sind selten. Später kann der Sprachfluss gestört werden (skandierende Sprache). In 80 % entstehen *spastische Lähmungen.* Manchmal kann innert Stunden ohne Bewusstseinsstörung und ohne Schmerzen eine Halbseitenlähmung auftreten *(Typus der hemiplegischen MS),* die sich innert Tagen oder Wochen vollständig zurückbildet. *Störungen der Blasenentleerung* sind häufig, besonders ein quälender, plötzlicher Harnzwang, später auch eine Inkontinenz und *sexuelle Funktionsstörungen.* Der Befall sensibler Nerven äussert sich in Missempfindungen (*Parästhesien)*, Taubheitsgefühl und *Schmerzen*, oft in den Händen, den Unterschenkeln und den Füssen.

Der Gang ist oft unsicher und gleichzeitig verkrampft. Typisch für die MS ist das *Lhermitte-Zeichen*: Beim kräftigen Vorbeugen des Nackens entsteht eine Empfindung elektrischer Entladung die Wirbelsäule hinunter, eventuell bis in die Arme und Beine. Oft fallen die Patienten anfangs durch eine unangemessene *Euphorie und Kritiklosigkeit der Tragik ihrer Krankheit gegenüber* auf. Die Patienten sind sehr *ermüdbar*, auch ohne vorhergehende Anstrengung.

Die Diagnose der Multiplen Sklerose

Heute stützt sich die Diagnose auf die bildgebenden Verfahren (MR), wobei mindestens 2 Entzündungsherde an verschiedenem Ort nachgewiesen werden müssen. Gadoliniumhaltige Kontrastmittel zeigen die Durchlässigkeit der Blut-Hirnschranke an. Die McDonald Kriterien verlangen, dass zeitlich frische und alte Herde gleichzeitig sichtbar sind. Nach zwei Schüben in neurologisch unterschiedlichen Systemen kann die Diagnose auch ohne MR gestellt werden.

In Laboruntersuchungen finden sich nicht immer Entzündungszeichen im Blut. Noch ist unklar, ob die Bestimmung des basischen Myeloproteins (MBP) und des Myelin-Oligodendrozyten-Glykoproteins (MOG) zur Diagnostik beitragen. Aussagekräftiger ist die Lumbalpunktion. Bei jedem zweiten Erkrankten findet man vermehrt Lymphzellen. Bei 95 % der Patienten findet man in der isoelektrischen Fokussierung oligoklonale Banden als wichtigen Hinweis auf einen entzündlichen Prozess im zentralen Nervensystem. Bei 89 % der Patienten kann man eine Antikörpersynthese im Gehirn für Masern, Röteln und Varizellen/Zoster-Viren (MRZ) nachweisen. Die Labortests ermöglichen aber keine sichere Diagnose. Im Elektroenzephalogramm (EEG) findet man Hinweise auf eine gestörte Erregungsleitung, wo Myelin beschädigt ist und Zeichen einer Schädigung der Nervenfasern (Axone), wo die Amplitude der elektrischen Potentiale vermindert ist.

Die Diagnose der Multiplen Sklerose ist nicht einfach zu stellen, denn verschiedene andere Krankheiten können deren Symptome imitieren, so die Syphilis, das AIDS, die Neuroborreliose, Autoimmunkrankheiten wie Kollagenosen und Vaskulitiden (Autoimmune Gefässentzündungen). Die tropische spastische Paraparese oder die akute disseminierte Enzephalomyelitis (ADEM) und gewisse Stoffwechselkrankheiten (Leukodystrophien) können ähnliche Symptome und Befunde in der Magnettomographie (MR) ergeben. Auch an gewisse psychiatrische Krankheiten oder einen schweren Vitamin-B_{12}-Mangel (funikuläre Myelose) muss gedacht werden[179].

Die medikamentöse Therapie der Multiplen Sklerose

Die medikamentöse Therapie kann die Krankheit nicht heilen, sondern im besten Fall hinauszögern. Sie ist der Versuch, durch Unterdrückung des Immunsystems die Selbstzerstörung im Nervensystem hinauszuzögern.

Die pharmakologische Therapie des akuten Schubes

Im deutschsprachigen Raum sind die Therapieempfehlungen in den Richtlinien der „Multiple Sklerose-Therapie Konsensus-Gruppe" (MSTKG) festgelegt. Wenn nur Empfindungsstörungen da sind, wird auf eine medikamentöse Therapie meistens verzichtet. Anders, wenn Lähmungen oder Sehstörungen vorhanden sind. Die Kortikosteroide (Cortison, Prednison, Prednisolon) hemmen die Entzündungsvorgänge und können dazu beitragen, die Blut-Hirnschranke abzudichten. Sie hemmen die Vermehrung und das Einwandern weisser Blutkörperchen ins Gehirn und man hofft, dass sie die Nervenfasern (Axone) schützen. Bis heute gibt es aber keinen wissenschaftlichen Beweis, dass diese Medikamente den Langzeitverlauf der Multiplen Sklerose positiv beeinflussen.

Als so genannte *Pulstherapie* werden meistens während 5 Tagen 1000 mg Methylprednisolon als Infusionen verabreicht. Sind die Symptome nach zwei Wochen nicht viel besser, so erfolgt eine zweite Pulstherapie mit bis zu doppelter Prednisolondosis. Wichtige Nebenwirkungen sind Schlafstörungen und Stimmungsschwankungen.
Beruhigt die Pulstherapie die Symptome nicht befriedigend, so wird eine Plasmaphorese erwogen, so besonders, wenn ausgeprägte Lähmungen vorhanden sind. Zu 40 % kann die Plasmaphorese die Symptome lindern[180]. Als Nebenwirkungen riskiert man Infektionen und Störungen im Herz-Kreislaufsystem, die auch einen schweren Verlauf nehmen können[181].

Die Therapie zwischen den Schüben

Es wird versucht, das Immunsystem so zu beeinflussen, dass die Autoimmunentzündung unterdrückt wird. Als *Immunmodulation* gelten die Beta-Interferone Teriflunomid oder Leflunomid oder Nazalinumab. Die Wirkungsweise dieser Medikamente ist vielfältig und wird nicht vollständig verstanden. Nazalinumab soll das Einwandern weisser Blutkörperchen durch die Blut-Hirnschranke hemmen. Der monoklonale Antikörper Alemtuzumab soll kurzfristig das angeborene Immunsystem (Komplementsystem) hemmen.

Als *Immunsuppressiva* gelten Azathioprin, Cyclophosphamid, Fingolimod und Mitoxatron. Sie vermindern die Vermehrung weisser Blutkörperchen, so dass sie die Entzündungsvorgänge im Gehirn teilweise unterdrücken. Man hofft, dass diese Medikamente den Verlauf der Krankheit verzögern und Schäden an den Nervenfasern (Axone) verhindern würden.

Die Pharmakotherapie bei schubförmigem Verlauf (RRMS)

Im Anfangsstadium der MS sind die Entzündungsvorgänge im zentralen Nervensystem besonders ausgeprägt. Deshalb empfehlen die Richtlinien den sofortigen

Beginn einer immunmodulierenden „Basistherapie" entweder mit Glatirameracetat oder einem β-Interferon-Präparat. Sind diese Medikamente kontraindiziert, so weicht man auf Azathioprin und intravenöse Immunglobuline aus. Verschlechtern sich die neurologischen Symptome trotzdem weiterhin, so empfiehlt man eine so genannte „Eskalationstherapie" mit Mitoxantron, Natalizumab, Fingolimod und selten auch Cyclophosphamid, obschon in Metaanalysen für einige dieser Präparate kein überzeugender Wirkungsnachweis gefunden wurde[182]. Diese Therapie wird meistens so lange durchgeführt, als sie zu wirken scheint und keine schweren Nebenwirkungen auftreten. Besonders gefährlich ist Mitoxantron, wegen seiner toxischen Wirkung auf das Herz. Gegen β-Interferon und Natalizumab können Antikörper entstehen (nAB), die diese Medikamente unwirksam machen.

Die chronisch progredient verlaufende MS

Bei etwa 15 % der Patienten verläuft die MS ohne Schübe, sondern von Anfang an chronisch progredient. Aber auch ein anfangs schubförmiger Verlauf geht allmählich in eine chronische Progredienz über mit bleibenden neurologischen Ausfällen. Hier wird trotz der hohen Toxizität für das Herz (Kardiotoxizität) Mitaxoantron eingesetzt, bis zu einer Lebenshöchstdosis. Danach wird eine Beeinflussung des Verlaufs durch eine Stosstherapie mit hochdosierter, vierteljährlicher Infusion eines Corticoides, meist Methylprednisolon oder aber mit Cyclophosphamid versucht. Allerdings ist die von Anfang an chronisch progressiv verlaufende Multiple Sklerose medikamentös kaum zu beeinflussen.

Die begleitende symptomatische Therapie

Am meisten leiden die Patienten an ihrer Gehbehinderung, an Spastizität und Schmerzen, an Blasenfunktionsstörungen, Sprech- und Schluckstörungen und Depression. Auch sind sie sehr rasch ermüdbar. Hier können Physiotherapie, Osteopathie, Neuraltherapie, Logopädie und Ergotherapie helfen. Bei starker Gehbehinderung wird oft das Medikament Fampirin eingesetzt, welches durch Blockieren der Kaliumkanäle an geschädigten Nerven das Gehen erleichtern soll[183]. Wenn die grosse motorische Bahn (Pyramidenbahn) durch Skleroseherde geschädigt wurde, leiden die Patienten an enormen Verkrampfungen (Spastizität). Hier arbeitet die Physiotherapie mit Ausschaltung neuromuskulärer Reflexe nach dem Bobath-Konzept. Oft werden Medikamente verabreicht, wie Baclofen, Tizanidin oder Injektionen von Botulinustoxin. Cannabis wirkt in der Primärwirkung krampflösend, darum wurde auch Tetrahydrocannabinol (THC) bei ausgeprägter Spastizität zugelassen. Cannabis sativa in homöopathischer Hochpotenz ist eines der wichtigsten homöopathischen Mittel für die Multiple Sklerose. Ein anderes oft wirksames homöopathisches Mittel ist Agaricus muscaris (Hochpotenz aus dem Fliegenpilz).

Die Trigeminusneuralgie (quälende, elektrisierende Schmerzen im Gesicht) geht die medizinische Schule mit Carbamazepin, Gabapentin, Pregabalin oder Amitriptylin an[184]. Hier kann die Neuraltherapie in den Händen des sachkundigen Arztes sehr helfen. Oft leiden die Patienten an Blasenfunktionsstörungen mit Harnwegsinfektionen, plötzlichem Harnzwang oder Inkontinenz oder an Sprachstörungen oder an erektiler Dysfunktion.

Die Stammzellentransplantation

An einigen Zentren versucht man, ähnlich wie bei der Leukämie, das Immunsystem als Ganzes zytostatisch auszurotten und danach Stammzellen anzusiedeln, welche ein toleranteres neues Immunsystem erzeugen sollen. Diese Therapie ist wenig erfolgversprechend, denn sie richtet sich nicht gegen die Ursache der Multiplen Sklerose und ist für die Patienten höchst riskant[185].

Bei all diesen pharmakologisch-therapeutischen Ansätzen handelt es sich um Versuche, die entzündliche Aktivität des Immunsystems zu unterdrücken und dadurch die Schübe der Multiplen Sklerose und deren progredienten Verlauf bis zur Katastrophe der Zerstörung der Nervenaxone und bleibenden Lähmungen, hinauszuzögern. Leider haben diese Medikamente viele, zum Teil gefährliche Nebenwirkung, denen die Patienten zusätzlich ausgesetzt sind und die nicht selten zum Abbruch der Therapie führen.

Die Ordnungstherapie der Multiplen Sklerose

Ganz anders ist der therapeutische Ansatz, wie er in diesem Buch vermittelt wird. Hier geht es darum, alle erkennbaren Ursachen zu finden und gleichzeitig zu beheben und zugleich alle regenerativen Kräfte in hochwirksamer Weise zu unterstützen, so dass diese die Oberhand über die destruktiven Vorgänge gewinnen. Damit gelingt eine dauerhafte Reparatur der angegriffenen Myelinscheiden und es entstehen keine neuen Entzündungsherde mehr.

Wir haben gesehen, welch zentrale Bedeutung toxischen Schwermetallen und anderen Umweltgiften zukommt und wie der oxydative Stress durch eine Lebensweise, die unserer Biologie widerspricht, bei der Multiplen Sklerose eine zentrale Rolle spielt. Wir haben den grossen ursächlichen Einfluss der typischen Fehlernährung der Multiple-Sklerose-Kranken gesehen, einer Ernährung mit viel tierischem Fett, Fleisch, Röststoffen, Weissmehl, Zucker, Kaffee, Alkohol und anderen Reizstoffen, mit Suchtmitteln und Medikamenten und mit einem ganz bedeutenden Mangel an Vitalstoffen, den Vitaminen D, E, Folsäure, Omega-3-Fettsäuren und pflanzlichen Nahrungsmitteln mit antioxydativ wirkenden, regenerierenden sekundären Pflanzenstoffen. Wir haben gesehen, wie der oxydative Stress Entzündungen fördert und die empfindlichen Lipide der Nervenscheiden und die Blut-Hirnschranke angreift. Wir haben zudem gesehen, wie der oxydative Stress der Kranken die Kapazität der antioxydativen, regenerierenden Systeme überfordert, bis ein zu hohes Mass an freien Radikalen (R.O.S.) entsteht, welche durch Lipid-Peroxydation die Myelinscheiden angreifen, schädigen und zerstören. Wir haben gesehen, wie chronische Entzündungen im Darm, im Körper oder in Zahnwurzelherden Interleukine freisetzen, und dadurch die Entzündungsvorgänge im zentralen Nervensystem anfachen und den destruktiven Autoimmunprozess fördern und unterhalten.

Nicht selten kommt es vor, dass MS-kranke Menschen die Tragik und Gefahr ihrer Krankheit nicht erkennen können und dadurch nicht in der Lage sind, die Ordnungstherapie zu verstehen und anzupacken. Hier kann der Einsatz einer durch den erfahrenen Arzt gewählten, auf die Verfassung des Patienten sorgsam abgestimmten homöopathischen Hochpotenz den Weg zur Therapie der Ursachen frei machen. Häufig angezeigte Arzneien sind Cannabis indica bzw. Agaricus muscaris, die in sehr hoher Potenz, meist einer 100 000sten Korsakow-Potenz eingesetzt werden müssen. Durch die Homöopatie allein, kann aber die Multiple Sklerose nicht geheilt werden, entscheidend ist die Diät.

Die Ordnungstherapie und Diätetik entfaltet schon in den ersten Wochen ihre starke Wirkung durch ihre grosse Kraft der Umstimmung und Regeneration. Dies zu erleben ist sowohl für den Patienten, als auch für seinen Arzt jedes Mal ein faszinierendes Erlebnis. Ganz entscheidend für die Prognose ist ein sofortiger, frühzeitiger Beginn dieser Therapie. Entscheidend ist auch die sofortige Diagnostik und die konsequente Entgiftung des

Organismus von allen erfassbaren neurotoxischen Substanzen.

Zahnamalgame und andere toxische Zahnmaterialien müssen in jedem Fall und immer unter sehr sorgsamen Schutzmassnahmen entfernt werden und danach aus dem Bindegewebe, den Zellen und dem zentralen Nervensystem konsequent ausgeleitet werden. Zahnwurzelabszesse erzeugen Leichengifte. Sie müssen ausfindig gemacht und saniert werden, so auch jegliche anderen Infektionsherde im Körper.

Eine kranke, Fäulnis und Toxine bildende Darmflora ist ein immenses Störfeld. In einem derart gestörten Darmmilieu gelingt die Reifung der dendritischen Zellen und der Lymphozyten unseres Immunsystems zu immunkompetenten Zellen nicht zuverlässig. Die Unterscheidung zwischen Fremd und Eigen wird unsicher, so dass das Immunsystem zu Autoimmunreaktionen neigt. Zudem aktivieren sensible Nervenendigungen aus der Darmschleimhaut über den Hirnstamm die hormonelle Stressachse, so dass die Nebennierenrinde übermässig Adrenalin produziert, was die Entzündungsvorgänge zusätzlich fördert.

Der einzig mögliche Ausweg, der aus dieser Situation herausführt, ist die Diät mit vegetabiler Frischkost, wie sie in diesem Buche vermittelt wird, unterstützt durch eine mikrobielle Therapie. Diese Diät fördert die Ansiedlung gesunder Darmkeime, stellt den Stoffwechsel rasch und spürbar um und stellt die Nahrungsökonomie wieder her. Dadurch setzt eine kräftige Entgiftung ein. Dabei werden die in der Grundsubstanz (Matrix) der Zwischenzellsubstanz des Bindegewebes im Gehirn, im Rückenmark und im ganzen Körper eingelagerten degenerativer Proteine, Amyloide, organischen Säuren und oxydierten Lipide nach und nach abgebaut und ausgeschieden und die Blut-Hirnschranke wird regeneriert.

Dieser ganze Entgiftungsvorgang ist eine Sache von Monaten bis Jahren. Darum ist ein unerschütterlicher Durchhaltewille entscheidend für die Heilung der Multiplen Sklerose. Durch das hohe Energiepotential der vegetabilen Frischkost, mit ihrem intensiven Gehalt an biologisch regenerierender Information und an antioxydativ und immunmodulierend wirkenden sekundären Pflanzenstoffen (Phytochemicals), an mehrfach ungesättigten Fettsäuren, Vitaminen und Folsäure, setzt eine tiefgreifende Regeneration ein und werden die antioxydativen Systeme entlastet. Die Blutspiegel der Vitamine D, E, B_{12} und Folsäure müssen in jedem Fall an die obere Normgrenze gebracht werden. Zur Beschleunigung der Regeneration der Mitochondrien und damit der Zellenergie führen wir, besonders in der Intialphase, eine hochdosierte Infusionstherapie durch, mit Antioxidantien für das Nervensystem und verabreichen den Patienten membranwirksames Coenzym Q10 in seiner höchstwirksamen Form als Ubiquinon. Durch diese ganze Therapie regenerieren die Mitochondrien sich rasch, so dass sie sich wieder vermehren können. Damit wird die Verbesserung der Zellenergie für den Kranken bald spürbar, als neue Vitalität und Lebensenergie und er schöpft neuen Mut und berechtigte Hoffnung. Die Erschöpfungsdepression verschwindet und weicht neuem Lebensmut.

Von ganz grosser Bedeutung sind auch die weitere Lebensordnung und der Vormitternachtsschlaf. Wir haben gesehen, dass das Schlafhormon Melatonin aus der Zirbeldrüse einen bedeutenden Einfluss auf den Verlauf der Multiplen Sklerose ausübt. Natürliche, hohe Melatoninspiegel können nur mit mindestens drei Stunden Vormitternachtsschlaf erreicht werden. In den Stunden vor Mitternacht fallen wir in die tiefen, erholsamen Non-Rem-Schlafphasen. Nach Mitternacht erleben wir fast nur noch unruhige REM-Schlafphasen mit intensivem Traumerleben, welche seelischen Heilungsvorgängen dienen, und nicht der Erholung und Entlastung der Neurone unseres Gehirns. Nur in den Non-Rem-Schlafphasen des Vormitternachtsschlafs kann sich unser Nervensystem genügend erholen, was für die Heilung der Multiplen Sklerose äusserst wichtig ist. Auch haben wir gesehen, dass viel Bewegung, Sport oder Wandern an frischer Luft den Verlauf der Krankheit positiv beeinflusst und somit deren Heilung fördert. Ganz wichtig für die Regenerationsvorgänge ist auch die Besonnung, welche nicht nur die Vitamin-D-Synthese bewirkt, sondern auch über den Melaninstoffwechsel eine direkte positive Wirkung auf das Nervensystem ausübt. Die Körperregulationen sollen zudem durch wechselwarme Bäder und Güsse mit kaltem Wasser, Luftbäder und Trockenbürsten angeregt werden. Die Beziehung Multiple Sklerose-kranker Menschen zur Familie ist oft durch Konflikte, Schuldgefühle, durch die Krankheit selbst und durch den allmählichen Verlust an Selbständigkeit und Gefühle von Kränkung und Ohnmacht sehr belastet. Leicht fühlt man sich schuldig, den anderen gegenüber und die Familie leidet an der Ohnmacht, nicht besser helfen zu können. Oft muss man lernen, zu erkennen, welche Schuldgefühle berechtigt und welche unberechtigt sind. Sobald diese Unterscheidung gelingt, wird allen leichter. Von berechtigten Schuldgefühlen kann man nur entlastet werden, indem man versucht, die Not des Anderen besser zu verstehen und für begangene Fehler um Versöhnung zu bitten und wenn dies nicht gelingt, Hilfe anzunehmen.

Hilfsmassnahmen in der Krankenpflege, die Wasseranwendungen

Wie beschrieben, leiden Multiple-Sklerose-Kranke an teils spastischen, teils schlaffen Lähmungen, etwa beider Füsse, der Beine, der Harnblase, der Arme usw. Diese Körperteile leiden an ausgeprägter Durchblutungsstörung. Durch die lähmungsbedingte Untätigkeit der Muskulatur, entsteht in den betroffenen Gliedmassen eine mangelhafte Versorgung mit Sauerstoff und Nährstoffen, in den Muskelgeweben, der Haut, der Nerven, der Gelenkkapseln und Gelenke, der Bänder und Sehnen und der Knochen (Inaktivitätsatrophie). Die betroffenen Glieder werden kalt und bläulich und sind gefährdet für Frostschäden.

Mit der Zeit dringt die Kälte in den ganzen Körper ein. Dadurch werden die Patienten anfällig für Infektionen aller Art. Die Kälte erreicht auch die Verdauungsorgane, so dass die Kranken oft an Blähungen, Verstopfung oder Durchfall leiden. Auch wenn noch keine Blasenlähmung besteht, werden sie durch die Mangeldurchblutung der Beckenorgane anfällig für Entzündungen der Blase und der Geschlechtsorgane.

Zweierlei Wärme, aktive und passive Erwärmung

Äussere Wärme dringt passiv in den Körper ein. Ist man von Wärme durchdrungen, so kann man durch einen sorgsam angemessenen Kältereiz aktive Wärme erzeugen, indem der Kältereiz den Körper zu einer aufwärmenden Reaktion anregt, so dass sich die Durchblutung betroffener Gliedmassen verbessert. Wechselwarme Bäder und Güsse sind in der Hand des erfahrenen Therapeuten eine einfache, äusserst wirksame Möglichkeit, die Durchlutung erkrankter Gliedmassen und Organe zu aktivieren und deren Versorgung mit Sauerstoff und Nährstoffen zu verbessern. Vor einer kalten Anwendung muss der Körper immer gründlich durchwärmt sein und der Reiz darf nicht zu stark sein, sondern er muss dem Zustand des Patienten sorgsam angepasst sein. Unter dieser Bedingung sind wechselwarme Anwendungen für MS-Kranke von grosser Hilfe. Sie stimulieren und erhalten die körpereigenen Regulationsvorgänge und verhindern dadurch die Inaktivitätsatrophie.

Die Hydrotherapie für MS-kranke Menschen

Das aufsteigende Wechselfussbad

Man stelle zwei Plastikbecken vor sich hin, eines mit lauwarmem, das andere mit kaltem Wasser. Dann stellt man die Füsse ins warme Wasser (bis über die Knöchel) und gibt vorsichtig heisses Wasser dazu, bis die Wärme gerade noch erträglich ist und wohlige Wärme von den Füssen aus den ganzen Körper durchdringt (Vorsicht bei Sensibilitätsstörungen). Sobald es den Patienten nach Abkühlung verlangt, stellt er die Füsse ins kalte Wasser und lässt sie kurz darin, bis sie sich erfrischt anfühlen und man das Verlangen hat, sie herauszunehmen. Dann trocknet man gut ab und legt sich unter die warme Bettdecke. Dieses Wechselfussbad kann mehrmals täglich wiederholt werden. Bei grosser allgemeiner Schwäche beginne man stattdessen mit wechselwarmen Waschungen der Füsse und Beine. Bei sehr geschwächten Patienten kann das sich an den Bettrand setzen für das Fussbad zu anstrengend sein. Dann kann die Erwärmung mit einer warmen Bettflasche oder noch besser mit einem im heissen Dampf erwärmten Heublumensack geschehen. Zur Abkühlung legt man danach dem Patienten kalte Wickel nach Preissnitz/Kneipp an: Hierzu wird ein Handtuch in kaltes Wasser getaucht, fest ausgewrungen, so dass es nur noch kaltfeucht und nicht mehr kalt-wassertriefend ist. Dann wird es um den Fuss gelegt und mit einem zweiten, trockenen Handtuch umhüllt. Sobald beide Füsse ihren Wickel erhalten haben, wird der Kranke gut zugedeckt. Ist der Patient so geschwächt, dass er kaum Wärme bilden kann, werden ihm zusätzlich an den Knien, dem Bauch oder wo immer er dies wünscht, Wärmeflaschen angelegt. Der Fusswickel wird so lange belassen, bis der Patient in den Füssen eine starke, wohlige Wärme spürt, als Zeichen dafür, dass eine kräftige Durchblutung der Füsse eingesetzt hat.

Das Wechselunterschenkelbad
Dazu benötigt man zwei Plastikwannen, die so hoch sind, dass die Unterschenkel bis zu den Knien ins Wasser hineinreichen. Dann wird gleich wie beim Wechselfussbad vorgegangen. Ist der Patient kräftig genug, kann die Abkühlung stehend oder sitzend in der Dusche mit der Brause erfolgen, ansonsten durch eine kalte Waschung und wenn er kräftiger ist mit einem Preissnitz-Wickel, wie beim Fussbad.

Das Wechselsitzbad
In gleicher Weise kann ein aufsteigendes Sitzbad bis zum Nabel sehr hilfreich sein, mit kurzzeitiger Abkühlung der Körpermitte mittels Waschung oder Brause oder, wenn man dafür eingerichtet ist, in einem Wechselsitzbad mittels zwei Sitzbadewannen. Macht mans in der Badewanne, so kann man bei der Aufwärmung einen Schemel unter die Knie und Unterschenkel geben, danach das warme Wasser ablassen und die Kälte mit der Brause anwenden. Das Wechselsitzbad bewirkt eine tiefgreifende aktive Durchwärmung und Durchblutung der Beckenorgane, der Hüften, des Bauchs und ist bei Blasenschwäche besonders geeignet.

Das Wechselarmbad
Es kann in einem Waschbecken erfolgen, vor welches man sich setzt und die Arme hineingibt und für die Kaltanwendung das Wasser ablaufen lässt und die Arme kurz kalt begiesst.

Die warme Andampfung des Kopfs
Mit Vorsicht wird mit einem grossen Badetuch Dampf aus einem Wasserkocher ins Gesicht geleitet, bis angenehme Wärme empfunden wird. Die Abkühlung erfolgt mit einer kalten Waschung.

An einem heissen Sommertag oder in einer überhitzten Wohnung beginnt man diese Anwendungen nicht mit zusätzlicher Aufwärmung, sondern appliziert sogleich die Abkühlung. So kann man an einem heissen Hochsommertag sich direkt kurz ins kalte Sitzbad setzen. Dann reibt man die abgekühlten Körperteile trocken und legt sich zum Nachruhen wieder ins Bett zurück. So kann man an heissen Sommertagen auch mit dem Gartenschlauch kalte Kneipp-Güsse applizieren, kalte Fuss-, Schenkel-, Knie-, Rücken-, Wirbelsäulen-, Arm-, Gesichts-, Ohren- oder Augengüsse. Ist es sehr heiss, ist das Trockenreiben nicht nötig.

Das Trockenbürsten
Die Trockenbürstung steigert die Durchblutung durch Reflexreize. Dazu kann eine nicht allzu harte Kleiderbürste, besser aber eine spezielle Bürste mit langem Stiel verwendet werden, wie man sie in Sanitätsgeschäften findet. Die Haut erwärmt sich unter der Bürste angenehm und wird rot, soll aber nicht schmerzen. Wenn möglich bürstet sich der Kranke

morgens früh selbst die Haut des ganzen Körpers durch, im Haar oder an den Fusssohlen beginnend. Was er nicht erreichen kann, sollte die pflegende Person durchbürsten. Die Belebung der Haut ist für Multiple-Sklerose-Kranke wichtig und eine grosse Wohltat.

Die Besonnung der Haut
Wir haben gesehen, wie wichtig ein genügender Vitamin-D-Spiegel für die Verhütung und Bekämpfung der Multiplen Sklerose ist. Die UVB-Lichtspektren sind im Sommerhalbjahr überall im Sonnenlicht vorhanden, im Winterhalbjahr jedoch nur in den Bergen über 1200 m Höhe. Auch ganz schwache Sonnenschutzcremen halten die UVB-Lichtspektren vollständig ab. Darum ist eine regelmässige Sonnenbestrahlung im Sommer ganz wichtig, nur mit bedecktem Kopf, 20 Minuten für jede Körperseite, ohne Sonnencreme und mit bedecktem Kopf, um die Nervenzellen des Gehirns zu schützen. Hellhaarige, blasse Menschen sind empfindlicher und sollten 10 Minuten nicht überschreiten. Im Hochsommer soll das Sonnenbad vor 10 Uhr und nach 15 Uhr erfolgen, da der Reiz der Mittagssonne zu stark ist. Bei geschlossener Tuberkulose oder während einer Infektion dürfen MS-Kranke nicht an die pralle Sonne. Will man länger an der Sonne bleiben, soll nach der schutzfreien Zeit eine rasch wirksame, kristalline Sonnenschutzcreme angewendet werden. Sonnenbäder von Körperteilen sind ebenfalls wirksam und sinnvoll. Das Sonnenlichtbad aktiviert nicht nur das Vitamin D, das für den Winter in der Leber gespeichert wird, sondern es moduliert das Immunsystem und fördert die Bildung energiereicher Phosphate.

Solarien strahlen kein UVB-Licht ab, erzeugen nur eine rasch vergängliche Schnellbräunung ohne gesundheitlichen Wert und kein Vitamin D. Die Bestrahlung der Haut mit einer künstlichen Höhensonne (medizinische Quarzlampe) ist im Winterhalbjahr sinnvoll und soll nach genauer ärztlicher Vorschrift und Dauer und mit Schutzbrille erfolgen. Gut ist es, das UVB-Licht mit einer wärmenden Infrarotlampe zu kombinieren. Kohlendampflampen erzeugen das sichtbare, mittelwellige und das infrarote Spektrum des Sonnenlichtes. Auch diese sind für die Gesundheit sehr wertvoll. Dies erfolgt unter einem Bettlichtbogen, einer Art Tunnel mit reflektierenden Innenschicht, in welchem oben die Kohlendampflampen leuchten. Das Bettlichtbad bringt den Patienten wohltuende Entspannung, passive Durchwärmung und Durchblutung und soll mit einer kurzen kalten Waschung oder kalten Begiessung verschiedener Körperteile, sowie danach einer Trockenbürstung beendet werden. Danach soll man zugedeckt nachruhen.

Das Luftbad
An weniger heissen Tagen oder in warmen Stunden bei Wolkenbedeckung ist ein Luftbad sinnvoll.

Die grosse Bedeutung frischer Luft
Der MS-Kranke sollte Tag und Nacht viel reine, frische, sauerstoffreiche Luft atmen können. Dies ist für die Regenerationsvorgänge im zentralen Nervensystem unbedingt nötig. Das Schlafzimmer soll nicht an verkehrsreicher Strasse liegen, so dass auch nachts das Fenster geöffnet werden kann.

Das Meiden von Elektrosmog und gepulster Hochfrequenzstrahlung
Ganz wichtig ist es, MS-Kranke, soweit immer möglich, vor Elektrosmog durch Mobilfunkantennen und Haustelefone zu schützen. Es kann nötig und sinnvoll sein, eine Wohnung zu suchen, welche dies erlaubt. Die ganze Stromversorgung, die Leitungen und Leuchten müssen korrekt geerdet sein. Radiowecker, WLAN und andere drahtlose Verbindungen und

drahtlose Haustelefone müssen unbedingt durch verdrahtete Verbindungen ersetzt werden.

Tägliche Bewegung

Wir haben den grossen Einfluss täglicher Bewegung zur Verhütung und Heilung der Multiplen Sklerose gesehen. MS-Kranke sollen so viel wie möglich im Naturgelände wandern, in der Ebene, wie auch bergauf und bergab. Auch soll mit MS-Kranken so viel wie möglich gesungen werden. In der Freude und inneren Beschwingtheit des Singerlebnisses entfällt Verkrampfung. Das Wandern ist eine Arznei für den ganzen Körper, das Herz, den Kreislauf, die Venen, die Durchblutung, die Atmung, die Verdauungsorgane, die Gelenke und ganz besonders auch für das zentrale Nervensystem, indem es die Durchblutung und Sauerstoffversorgung des Gehirns anregt. Sitz- und Steharbeit belastet den Kreislauf arg, mindert die Durchblutung des Gehirns und gefährdet für Thrombosen und Embolien. Beim Wandern pumpen die Muskeln der Beine zudem das Blut zum Herzen zurück und entlasten so die Pumpleistung des Herzens. Je besser der Kreislauf ist, desto besser ist auch die Versorgung der Nervenzellen und Nervenscheiden mit nahrungs- und sauerstoffhaltigem Blut. Der MS-Kranke passe sein Wandern immer gut seiner Kraft an und vermeide übertriebene Marschleistungen. Mit behutsamer, wohltuender Steigerung kommt er am besten zum Ziel.

Die Überwärmungskur

Während eines Krankheitsschubes oder während einer Infektion und im Winter wöchentlich empfehlen wir eine Überwärmungskur. Bei der häuslichen Pflege geht man so vor: um 11 Uhr oder um 15 Uhr trinkt man im Bett reichlich Lindenblüten- oder Holundertee, legt sich mehrere heisse Gummibettflaschen an den Körper und deckt sich warm zu. Dadurch erwärmt sich der Körper und erzeugt leichtes Fieber. Hat man ein Bettlichtbad zur Verfügung, so erreicht man dieses Ziel noch leichter. Man bleibt ca. eine halbe Stunde in dieser Wärme. Dann wäscht die pflegende Person Körperteil für Körperteil mit kaltem Wasser, jeweils während weniger Sekunden. Die gewaschenen Körperteile werden sofort trocken gerieben und mit dem Federbett zugedeckt. Dabei geht man so vor: Kopf mit linkem Arm, rechter Arm mit der Brust, Bauch mit linkem Bein, dann das rechte Bein mit dem Rücken. Die Reihenfolge ist dabei nicht wichtig. Danach können, wenn der Patient dies verträgt, die Wärmebehandlung und die kalte Waschung wiederholt werden. Die Stimulation des Immunsystems erfolgt nicht durch das Schwitzen, sondern durch die starke Durchblutung während der Überwärmung des Körpers. Viele Frauen, seltener Männer erzeugen bei dieser Überwärmung keinen oder kaum Schweiss. Dies ist für die Wirkung aber nicht von Bedeutung, da die Überwärmung entscheidend ist. Unter ärztlicher Kontrolle kann die Überwärmungskur auch durch ein aufsteigendes Bad in einer Badewanne aus Lindenholz oder einem normalen Bad durchgeführt werden, sofern das Herz und der Kreislauf dies erlauben.

Die medizinische Massage

Die MS-Kranken sind, wie erwähnt, von teils spastischen, teils schlaffen Lähmungen geplagt, so dass ein Muskelschwund und Durchblutungsstörungen drohen. Knetend-streichende Massagen der gelähmten Glieder und des ganzen Körpers wirkt dieser Gefahr entgegen. Dabei werden die Haut, die Muskulatur, die Gelenke, die erreichbaren Arterien und Venen und Nerven behandelt. Teils kann der Kranke dies an sich selbst durchführen, soweit seine Kraft dies möglich macht und je nachdem, wie er seine Körperteile erreichen kann. Ansonsten soll dies durch die Angehörigen und Pflegenden durchgeführt werden. Diese Massage muss anfangs durch eine ausgebildete Fachperson gezeigt werden. Kann diese Massage unter dem Wärmelichtbogen ausgeführt werden, ist die Wirkung noch bedeutend stärker, immer mit nachfolgender Kaltwaschung, wie oben beschrieben. Auch wenn Krampfadern vorhanden sind, dürfen die Beine massiert werden, nur nicht bei frischer Thrombose. Wertvoll ist auch die Technik der Bindegewebsmassage nach Elisabeth Dicke, welche die meisten medizinischen Masseurinnen und Masseure heute beherrschen.

Die Bewegungsübungen
Sie wirken dem Verfall der Leistungsfähigkeit von Nerven, Muskeln und Blutgefässen entgegen und erhalten die Gelenke beweglich. An gelähmten Gliedern handelt es sich um passives Durchbewegen, das der Arzt oder Therapeut den Angehörigen und dem Patienten zeigt. Möglichst viel soll der Patient selbst durchführen können, als Lockerungsturnen und an- und entspannendes Freiturnen auf dem Bett oder auf einer ausgebreiteten Matte im Zimmer oder auf dem Rasen im Garten usw. Anleitungen hierzu sind bei den Multiple Sklerose Gesellschaften erhältlich.

Die Darmentleerung

Der Einlauf
Oft leiden besonders diejenigen Patienten, die bettlägerig sind und nicht mehr wandern können, unter grossen Schwierigkeiten der Darmentleerung, obschon die Heildiät dieses Problem mindestens teilweise beseitigt. Die Diätanleitungen in unserem Bircher-Benner-Handbuch Nr. 14 für Magen- und Darmkranke und eine mikrobielle Therapie (Symbioselenkung) helfen hier oft sehr gut. Genügt dies alles nicht, ist es nicht zu umgehen, regelmässig einen lauwarmen Kamillenteeeinlauf mit einer grossen Gummiballonspritze oder mit einem Darmspülgefäss mit Schlauch (Irrigator) durchzuführen. Niemals soll Seifenwasser verwendet werden.

Der Behalteeinlauf
Mit einer kleinen Gummiballonspritze wird frühmorgens beim Erwachen kalter Kamillentee in den Mastdarm gespritzt. Gibt dies einen sofortigen geringen Entleerungsdrang, kann dieser leicht unterdrückt werden, so dass der Einlauf im Enddarm bleibt. Der Dickdarm wird gezwungen, die kalte Flüssigkeit dieses Bleibeklistiers zu erwärmen, was die Durchblutung im Enddarm stark anregt. Dies fördert allmählich Tonus und Kraft des Enddarmes und damit die Fähigkeit, sich zu entleeren. In dieser Form sind häufige Einläufe sinnvoll und nicht schädlich.

Die Bedeutung des Vormitternachtsschlafes
Fast nur vor Mitternacht finden die erholenden Non-Rem-Schlafphasen statt, mit geringem Traumerleben. In den REM-Schlafphasen (rapid eye-movement Phasen) des Nachmitternachtsschlafs ist der Schlaf viel weniger tief und von intensivem Traumerleben geprägt, das nicht der Erholung, sondern der seelischen Aufarbeitung und Gesundheit dient. Dabei sind alle Muskeln ausser dem Herzen, dem Zwerchfell und den Augenmuskeln teilweise gelähmt, damit man nicht aufsteht und nachtwandelt. Diese Phänomene sind bei allen Menschen nachweisbar. Es sind von der Natur vorgegebene Schlafzeiten. Wer sich als „Nachtmensch“ bezeichnet, lebt gegen seine eigene Natur und muss auf die Dauer mit Erschöpfung und bedeutenden Regulationsstörungen rechnen.

Die Non-Rem-Schlafphasen sind für ein Gelingen der Regenerationsvorgänge im zentralen Nervensystem von grosser Bedeutung. Menschen mit neurodegenerativen Leiden müssen sich unbedingt zwischen 19 und 20 Uhr zum Schlafen legen und dafür morgens früh aufstehen. Langes Ausschlafen bringt für die Genesung nichts. Dafür sind am Tag Ruhepausen mit kurzem Schlaf sinnvoll.

Zur Sexualität bei Multipler Sklerose
Ist eigenes Verlangen nach Geschlechtsverkehr mit dem Lebenspartner vorhanden, so darf dem nachgegeben werden. Ist die Beziehung zwischen den Partnern gesund, so schwächt er den Kranken keineswegs, sondern hilft mit zur Entspannung und Ausgeglichenheit.

Zur allgemeinen Lebensführung bei Multipler Sklerose

Die MS ist eine ernste Erkrankung. Sie bringt schwere Sorgen mit sich, meist die Notwendigkeit, die Berufstätigkeit einzuschränken. Dadurch ist nicht selten die Familie wirtschaftlich gefährdet. Führen diese Sorgen zu Entmutigung, Bedrückung und Verzweiflung, ist dies für die Heilung der Multiplen Sklerose schädlich. Manche Patienten verdrängen die Gefahr und Tragik ihrer Erkrankung und verlieren dadurch den Sinn für die Realität, so dass sie sich zu keiner Diät, zu keiner Heilbehandlung entschliessen können. Hier kann, wie gesagt, eine ganz sorgsam und individuell gewählte homöopathische Arznei in ganz hoher Hochpotenz von grosser Hilfe sein.

Die Multiple Sklerose zu heilen oder in ihrem Fortschreiten aufzuhalten, wenn bleibende Lähmungen bereits vorhanden sind, ist eine grosse, aber sehr dankbare Aufgabe für den Patienten und seine Angehörigen.
In diese unsere Aufgabe können wir hineinwachsen. Diese umfassende Therapie zu verstehen und anzupacken, weckt im Kranken mächtige Heilungskräfte. Die innere Reifung der Persönlichkeit vertieft sich. Man beginnt zu erkennen, welche gewaltigen Verstösse gegen die Ordnungsgesetze des Lebens und der Gesundheit die Vorfahren und man selbst begangen hat. Mehr und mehr kann man seine eigene bisherige Gebundenheit an das, was als modern und zeitgemäss gilt erkennen, die Bedeutung der bisherigen aller Vernunft widersprechenden Ernährung, den Unsinn der Jagd nach Geld und Konsumgütern bis zur beruflichen Erschöpfung, das sinnlose Kämpfen um einen höheren Lebensstandard nach allgemeiner Auffassung, die hierfür durchgemachte seelische und kulturelle Verarmung und die oberflächliche Gedankenlosigkeit hinsichtlich des Sinns menschlichen Seins.

Um die eigene Genesung ringend, entsteht ein unermesslicher Reichtum an Lebenserkenntnis. Dadurch wird man für seine eigene Familie und einen weiteren Kreis von Menschen zu einem Hort menschlicher Besinnung und Klärung, die sie bereichert, ihnen Mut und Kraft gibt. So wird man für andere Menschen in ganz anderer, neuer Art wertvoll in diesem Zeitalter technologischer Menschendämmerung, oberflächlichen und zwanghaft verzerrten scheinbaren Massenbewusstseins. Hier verweisen wir ganz besonders auf das Buch „Vom Werden des neuen Arztes", von Dr. med. Maximilian Bircher-Benner, das zu lesen sich für jeden an Multipler Sklerose erkrankten Menschen und für seine Angehörigen unbedingt lohnt.

Der Bezug zur Kunst soll vertieft werden und die Werke sorgsam ausgewählt werden. Zum Beispiel eignen sich Friedrich Schillers „Don Carlos" oder das „Lied von der Glocke", Goethes „Faust" oder „Iphigenie auf Tauris", Carl Spittelers „Prometheus", Wolfram von Eschenbachs „Parzival" oder die Gedichte von Christian Morgenstern ganz besonders u.v.a. Meisterwerken. Sie können bei der Aufgabe der Vertiefung des eigenen Bewusstseins von grosser Hilfe sein. Auch die Musik lohnt sich gut auszuwählen. Besonders hilfreich sind die Werke von

Beethoven, Bach, Haydn, Schubert und Brahms, während andere, besonders moderne Komponisten und auch die zeitgenössischen Stücke der Unterhaltungsmusik uns eher mit banalem Zeitgeist und weiterer Dissonanz und Zerrissenheit überschütten, die der Heilung abträglich sind. Auch lohnt es sich Meisterwerke der Kunst von Rembrandt, Albrecht Dürer, Albert Anker, Raffael, Michelangelo, Rodin und grosser Impressionisten auszuwählen und immer wieder anzusehen.

So schrieb Goethe in Faust II: „Das ist der Weisheit letzter Schluss: Nur der verdient sich Freiheit wie das Leben, der täglich sie erobern muss“. Gemeint ist eine Freiheit von eigenen seelischen Schwächen von Unvollkommenheiten und einem sich befreien vom Unsinn allgemeingültiger Schemen des Denkens und Handelns.

Wird jemand krank und bedarf er der Pflege, so stehen die Beziehungen in der Familie, zu den Angehörigen, auf der Probe. Viel wird von Liebe gesprochen, gepredigt und geschrieben. Und wenn man dann frägt, was Liebe denn eigentlich sei, besteht oft Ratlosigkeit. Einst schrieb Mathias Claudius: „Wir sind nicht dort zu Hause, wo unser Domizil ist, sondern da, wo wir verstanden werden.“ Wer uns versteht, dem schenken wir Vertrauen. Wenn wir andere verstehen, verdienen wir Vertrauen. Die vielen leidenden Menschen, die wir in unserer Sprechstunde kennenlernen durften, waren unsere grössten Lehrmeister. Sie haben uns gelehrt, dass Liebe nichts anderes sein kann, als zu verstehen und verstanden zu werden. Wenn wir einen leidenden Menschen verstehen, lieben wir ihn, wenn wir von anderen verstanden werden, werden wir geliebt. Wenn es uns gelingt, uns selbst zu verstehen, sind wir daran, uns selbst zu erkennen, zu achten und zu lieben.

Die Parkinsonsche Krankheit

Sie wird auch Morbus Parkinson, idiopathisches Parkinson Syndrom (IPS), Schüttel- oder Zitterlähmung oder Paralysis agitans genannt. Der Morbus Parkinson entsteht durch ein langsam fortschreitendes Absterben der Nervenzellen in der Substantia nigra, einem Nervenganglion des Mittelhirns, der für die Aktivierung der Bewegungsabläufe, die durch das Grosshirn gesteuert werden, verantwortlich ist. Die Nervenzellen der Substantia nigra bilden den aktivierenden Neurotransmitter Dopamin. Durch den Mangel an Dopamin vermindert sich die aktivierende Wirkung der Basalganglien, des so genannten extrapyramidalen motorischen Systems auf die Grosshirnrinde.

Neuere Forschungen zu den seltenen vererbten Formen des Parkinsonsyndroms haben gezeigt, dass es sich nicht um eine einheitliche Krankheit handelt, sondern um eine ganze Gruppe klinischer und pathologischer Ausprägungen (PARK 1 bis PARK 13). Genetisch verursachte Formen sind für lediglich 5 bis 10 % aller Parkinsonerkrankungen verantwortlich, so besonders Punktmutationen des α-Synuclein Gens (SNCA-Gen, PAARK 1), bei der in LEWY-Körperchen in der Substantia nigra α-Synuclein (SNCA) nachgewiesen werden kann. α-Synucleins ist mit der Bildung fibrillärer Aggregate in Verbindung gebracht worden, welche die Nervenzellen zerstören[186, 187]. In mehreren Studien fand man Hinweise, dass verschiedene Varianten des SNCA-Gens mit dem sporadisch auftretenden Parkinsonsyndrom assoziiert sind[188]. Heute ist mehr als jeder hundertste über Sechzigährige von dieser schweren neurodegenerativen Krankheit betroffen.

Beim Morbus Parkinson kommt es zu einem Absterben der Nervenzellen in der pars compacta der Substantia nigra (Schwarzer Kern) im Mittelhirn. Diese Nervenzellen produzieren Dopamin und transportieren dieses durch ihre Nervenfasern (Axone) in das Hirnstammganglion Putamen. Beginnen erste Krankheitszeichen, so sind bereits 55 % der Neurone der Substantia nigra zu Grunde gegangen. Durch den Mangel an Dopamin überwiegen die Botenstoffe Glutamat und Acetylcholin. Der Globus pallidus internus sollte durch das Dopamin aus der Substantia nigra aktiviert werden und seinerseits über den Thalamus die Grosshirnrinde aktivieren. Wegen der durch den Dopaminmangel zu schwachen Aktivität im Globus pallidus wird somit die motorische Grosshirnrinde gehemmt. Dies führt zu den charakteristischen Symptomen des Morbus Parkinson, zu grobschlägigem Zittern (Tremor, „Pillendrehen"), zu allgemeiner Steifheit (Rigor) und ruckartiger Verlangsamung der Bewegungen (Hypokinesie und Zahnradphänomen), aber auch zu einer allgemeinen Verlangsamung aller geistigen Prozesse (Bradyphrenie). Zusätzlich zum Dopaminmangel wurden bei der Parkinsonschen Krankheit auch Veränderungen anderer Botenstoffe (Neurotransmitter) in anderen Hirnregionen festgestellt, wie ein Mangel an Serotonin, Acetylcholin und Noradrenalin[189].

Die Ursachen der Parkinsonschen Krankheit

Als Ursache wurden Giftstoffe identifiziert. Toxische Metalle, wie Quecksilber aus Zahnfüllungen mit Amalgam und dem Konsum von Fischen wie Lachs, Thunfisch und Sardellen[190,191,192,193,194,195,196], sowie Aluminium, Cadmium, Kupfer[197,198,199,200], Zink, Mangan, Eisen und Arsen[201,202,203,204,205]. Weiterhin wurden einige Pestizide[206,207,208,209,210,211,212,213,214] und auf Metall basierende Nanopartikel als Ursache der Parkinsonkrankheit identifiziert[215,216,217]. Pestizide wie Paraquat, Rotenon, Lindane und Dieldrin aktivieren die Mikroglia, das Immunsystem des Gehirns auf unterschiedliche Weise durch eine Aktivierung der NADPH-Oxidase (NOX2)[218]. Auch wurde nachgewiesen, dass solche Umwelteinwirkungen während der Schwangerschaft und in der frühen Kindheit ihre Wirkung auf die Gene das Entstehen neurodegenerativer Krankheiten im späteren Lebensalter begünstigen[219,220,221,222]. Bei Belastung mit toxischen Metallen oder Pestiziden entsteht die Krankheit schon in jüngerem Lebensalter[223]. Diese Umweltgifte fördern die Bildung von β-Amyloid und die Phosphorylierung von TAU-Proteinen im Gehirn, welche bei der Alzheimerkrankheit zu senilen Amyloidplaques führen und zur Bildung verdrehter Fibrillen werden, welche die Nervenzellen zerstören. Bei der Alzheimerkrankheit wurde die toxische Einwirkung von Blei, Mangan, Lösungsmitteln und einigen Pestiziden für die Zerstörung der Mitochondrien und für den gestörten Metallstoffwechsel und die Aggregation degenerativer Proteine, so des α-Synucleins, verantwortlich gemacht, das durch die Bildung von LEWY-Körperchen die Nervenzellen in der Substantia nigra zerstört, welche DOPAMIN produzieren sollten, um die korrekte Steuerung der Bewegungen aufrecht zu erhalten[224,225]. Bei diesem degenerativen Geschehen kommt dem oxydativen Stress eine entscheidende Bedeutung zu[226,227,228,229,230]. Coenzym Q10 unterstützt die Phosphorylierung der energiereichen Phosphate in der chemischen Atmungskette, dem Glucoseabbau, und verbessert dadurch die Zellenergie in den Nervenzellen[231]. In den 1980er Jahren spritzten sich in Kalifornien viele junge Menschen die Opiumdroge Pethidin, welche als Verunreinigung MPTP (1-Methyl-4-phenyl-1,2,5,6-Tetrahydropyridin) enthielt. Nach kurzer Zeit litten sie an einem schweren toxischen Parkinsonsyndrom. MPTP wird im Gehirn in das hochtoxische Molekül MPP+ (1-methyl-4-Phenylpyridin) umgewandelt. Das Molekül MPP ähnelt dem Dopamin so weit, dass es über das Dopamintransportsystem in die Nervenzellen (Neurone) der Substantia nigra eindringt und diese zerstört[232,233,234]. Das Molekül des breit angewandten Herbizids Paraquat gleicht in seiner Struktur demjenigen von MPP+. Studien aus Kanada haben gezeigt, dass in Gegenden wo Paraquat eingesetzt wurde, Parkinson-Erkrankungen weit überdurchschnittlich häufig sind[235]. Ein weiteres Pestizid, welches die Parkinsonkrankheit erzeugt ist das Insektizid Roteron. In Tierversuchen konnte gezeigt werden, dass Roteron zur Ausschüttung von α-Synuclein (SNCA) führt, das als körpereigenes Protein ähnlich dem MPP+ an den dopaminergen Nervenzellen toxisch wirkt und deren Degeneration verursacht[236]. Phenolverbindungen sind neurotoxisch. Sie durchdringen ungehindert die Blut-Hirnschranke und können zu schweren neurodegenerativen Schäden führen. Noch immer sind sie in der Kosmetikindustrie erlaubt und in unzähligen Dusch-, Bademitteln, Salben und Cremen enthalten.

In Frankreich ist der Morbus Parkinson als Berufskrankheit der Landwirte anerkannt, sofern sie während mindestens 10 Jahren mit Pestiziden gearbeitet hatten[237]. Trichloräthylen ist in vielen Detergentien (Entfettungs- und Reinigungsmitteln) vorhanden und nach wie vor weit verbreitet, obschon durch mehrere wissenschaftliche Studien nachgewiesen worden ist, dass Menschen, welche mit solchen Reinigungsmitteln in Berührung sind, einem 9-fachen Risiko für eine Parkinsonkrankheit ausgesetzt sind[238,239]. Schimmelpilze erzeugen Dämpfe mit Octenol. Darum erhöht der Aufenthalt in schimmelpilzhaltigen Räumen das Risiko einer Parkinsonkrankheit[240]. Die massive Vergiftung der Menschheit mit Quecksilber aus Zahnamalgamen, Thunfisch, Lachs und Sardinen hält noch immer an, obschon sie zu den bedeutendsten Ursachen der Parkinsonkrankheit gehört. Wir verweisen hier auf das Kapitel dieses Buches: „Der Einfluss der Umweltbelastung mit Schadstoffen für die Entstehung neurodegenerativer Krankheiten" (Seite 41). Menschen mit Diabetes mellitus erkranken im späteren Leben häufiger an Parkinsonscher Krankheit[241]. Die Anzahl Jahre des Rauchens erhöhen das Risiko für die Parkinsonkrankheit stärker als die Intensität des Rauchens[242,243]. Menschen mit ausgeprägten Schlafstörungen oder mit psychischen Krankheiten haben ein höheres Risiko an Parkinson zu erkranken[244]. Die neurodegenerative Wirkung der gepulsten Hochfrequenzstrahlung, gemischt mit Skalarwellen, wie sie in der drahtlosen Telefonie verwendet werden, ist kumulativ. Das bedeutet, dass das Risiko für eine Parkinsonkrankheit im späteren Leben, zur Anzahl Minuten während derer man im jüngeren Leben telefoniert hat, proportional ansteigt[245]. Dasselbe gilt für andere neurodegenerative Krankheiten und für Hirntumoren. Wegen der Verstrahlung der Häuser und Städte ist zu erwarten, dass eine massive Zunahme der neurodegenerativen Krankheiten auf uns zukommt.

Die Ernährung und die Parkinsonkrankheit

Zahlreiche epidemiologische Studien, sowie in vitro und in vivo Untersuchungen haben eine Vielzahl diätetischer Faktoren aufgezeigt, welche das Risiko an Parkinsonscher Schüttellähmung zu erkranken beeinflussen, darunter die allgemeine Überernährung, der Gehalt an Vitaminen, Flavonoiden, Selen, der Konsum von Kaffee, Alkohol, der hohe Gehalt tierischer Nahrungsmittel an gesättigten Fettsäuren und der Fischereiprodukte an toxischen Metallen. Alkoholkonsum, im Besonderen Bier erhöht das Parkinsonrisiko bedeutend[246,247,248,249].
Coffein regt Parkinsonkranke an und wirkt dabei auf die Bewegungsstörung im Moment eher positiv[250,251]. Nervenzellen (Neurone) schützen sich aber vor Überlastung mit Ausschüttung von Adenosin, welches den Eingang der Nervenimpulse ins Neuron so lange blockiert, bis es sich erholt hat. Coffein verdrängt Adenosin von den Rezeptoren an den Nervenzellen und sabotiert dadurch diesen natürlichen Schutzmechanismus. Obschon in mehreren Studien eine protektive Wirkung von Coffein von Tee und Kaffee gegen die Parkinsonkrankheit gezeigt wurde, halten wir deshalb und zusätzlich wegen den anderen ungünstigen Wirkungen des Kaffees auf die Gesundheit den Konsum coffeinhaltiger Getränke für Parkinsonpatienten längerfristig für nicht geeignet. Wird Fleisch gebraten, entstehen heterozyklische Amine als weiteren bedeutenden Risikofaktor für neurodegenerative Krankheiten[252]. Alkoholkonsum erhöht das Parkinson-Risiko bedeutend[253]. Hohe Harnsäurespiegel entstehen als Stoffwechselschuld durch eine Ernährung mit viel Fleisch und Milchprodukten. Menschen mit erhöhtem Harnsäurespiegel im Blut sind gefährdeter für eine Parkinsonkrankheit[254]. Wegen jahrzehntelanger einseitiger Düngung leiden heute viele Menschen an Selenmangel. Selen schützt

vor Schädigungen der Erbsubstanz durch oxydativen Stress und Schwermetalle und reduziert in Tierversuchen die Bewegungsarmut bei künstlich erzeugter Parkinsonkrankheit[255]. Ein erhöhter Homocysteinspiegel im Blut zeigt an, dass nicht genügend Folsäure in ihre aktive Form umgewandelt werden kann Hierfür ist eine gute Versorgung mit Vitamin B_{12} notwendig. Er ist ein Zeichen einer Gefährdung für neurodegenerative Krankheiten, so die Parkinsonkrankheit. Dagegen schützen hoher Blutspiegel von Folsäure, Vitamin B_6 und B_{12} vor dieser Krankheit[256,257]. Eine Ernährung mit wenig Vitamin B_6, B_{12} oder Riboflavin erhöht das Risiko für eine Parkinsonkrankheit[258]. Beeren, besonders blaue Beeren und Auberginen enthalten die Flavonoide Antozian und Proantozianidine, sekundäre Pflanzenstoffe die vor der Parkinsonschen Krankheit schützen, indem sie die Mitochondrien vor freien Radikalen schützen und dadurch auch schon in relativ niedriger Dosierung gegen den Untergang der Nervenzellen der Substantia nigra schützen und damit gegen die Parkinsonkrankheit[259,260]. Ein niedriger Vitamin-D-Spiegel im Blut erhöht das Risiko an einer Parkinsonkrankheit zu erkranken[261,262]. Pflanzenöle mit mehrfach ungesättigten Fettsäuren, besonders Omega-3-Fettsäuren wirken antioxydativ und immunmodulierend und schützen vor der Parkinsonkrankheit[263,264,265]. In einer epidemiologischen Studie war die Parkinsonkrankheit mit hohem Milchkonsum assoziiert, aber auch mit dem Rauchen. Bei Männern erhöht ein hoher Konsum an Milchprodukten das Parkinson-Risiko[266]. Dagegen ist dieses geringer bei Menschen, die oft mehrfach ungesättigte Fettsäuren konsumierten[267]. Eine zu hohe Eisenzufuhr mit der Nahrung (viel Fleisch), besonders bei gleichzeitig hohem Mangangehalt der Nahrung, erhöht das Risiko für eine Parkinsonkrankheit[268]. Übergewichtige Parkinsonkranke leiden vermehrt an Herzrhythmusstörungen. Dies wird mit einer Schädigung des Hirnstammes durch α-Synuclein-Einlagerung erklärt[269]. Eine Ernährung mit viel tierischem Fett (gesättigten Fettsäuren), erhöht das Parkinsonrisiko[270,271]. Übergewichtige Menschen mit Typ-II-Diabetes sind gefährdeter für eine Parkinsonkrankheit, da die Insulinresistenz die Dopaminfunktion im Nucleus niger beeinträchtigt[272,235]. Eine Reduktion des Eiweissgehaltes in der Ernährung vermindert das Parkinson-Risiko[273,274,275]. Eine Erhöhung von Pflanzenfasern (Ballaststoffen) in der Ernährung bessert die natürliche Dopaminausschüttung bei der Parkinsonkrankheit[276]. Eine Ernährung mit hohem Flavonoidgehalt (mit viel Obst und Gemüse) schützt vor der Parkinsonkrankheit[277]. Eine Diät mit hohem Gehalt an Vitamin E und β-Caroten, die in Obst, Gemüse und ungesättigten Pflanzenölen enthalten sind, vermindert das Risiko einer Parkinsonkrankheit[278,279]. Ein Weglassen roten Fleisches in der Ernährung mit Zugabe von Riboflavin verbessert die Bewegungen bei Parkinsonkrankheit[280,281]. Ein chronischer Eisenmangel (verminderte Transferrinsättigung) gefährdet für die Parkinsonkrankheit[282]. Der Konsum von Fava-Bohnen erhöht die Dopamin-Ausschüttung der Neurone und bessert dadurch die Bewegungsstörungen teilweise[283].

Eine mediterrane Diät enthält viel Obst, Gemüse, Pflanzenöle und Fisch. Sie reduziert das Risiko einer Parkinsonkrankheit[284,285]. Dies erklärt sich durch den höheren Gehalt an antioxydativer Pflanzennahrung. In verschiedenen Zellkultur- und Tierversuchsmodellen wurde gezeigt, dass Polyphenole und eine Diät reich an Obst und Gemüse gegen oxydativen Stress wirksam sind und dadurch nicht nur vor Krebs und Herz-Kreislaufkrankheiten schützen, sondern auch vor neurodegenerativen Krankheiten wie der Alzheimerdemenz und der Parkinsonkrankheit[286]. Eine japanischen Fallkontrollstudie an 368 Patienten zeigte denn auch eine bedeutende Schutzwir-

kung einer Ernährung mit viel Obst, Gemüse und Fisch gegen die Parkinsonkrankheit, wobei man bedenken muss, dass die Schutzwirkung der hochungesättigten Fettsäuren der Fischöle nur durch deren rohen Verzehr erklärt werden kann, da diese beim Kochen oder Braten zerstört werden[287]. Es gibt Hinweise, dass Tomaten vor Parkinsonscher Krankheit schützen[288]. Heute ist ernährungswissenschaftlich anerkannt, dass eine Diät mit hohem Anteil an Obst und Gemüse und mit reichlichem Gehalt an der Aminosäure S-adenosyl-L-Methionin, der Vitamine B_6, B_{12}, C und Folsäure, in der Nahrung selbst, sowohl vor der Alzheimerdemenz, als auch vor der Parkinsonkrankheit schützt[289]. Hingegen fand man für eine blosse Ergänzung einer Normalkost mit den Vitaminen C und E in hoher Dosierung keine Schutzwirkung[290]. Diese Antioxydantien müssen in der Nahrung in natürlicher Weise enthalten sein.
In einer vergleichenden Studie an 25 Parkinsonpatienten wurde während eines Monats eine Gruppe von 12 Patienten mit reiner Pflanzennahrung (vegane Diät) mit einer Kontrollegruppe von 13 Patienten mit einer normalen, omnivoren Diät mittels des Parkinson Rating-scales und des Hoehn and Yahr Staging Scales und des Mann-Whitney Tests verglichen. Dabei zeigte die vegane Gruppe eine signifikante Verbesserung ihrer Bewegungsfähigkeit und Verminderung ihrer Bewegungsstörungen[291, 292].

Die Symptome der Parkinsonkrankheit

Die Parkinsonkrankheit beginnt meist zwischen dem 50. und dem 79. Lebensjahr, am allerhäufigsten zwischen dem 58. und 62. Lebensjahr. Menschen über dem 80. Lebensjahr erkranken noch zu knapp 2 %.
Die Krankheit beginnt schleichend und meist einseitig. Ein fehlendes Mitschwingen eines Armes beim Gehen gilt als frühes Zeichen. Oft führen Schulterschmerzen durch Muskelverspannungen zum Arzt. Für die Diagnose ist die Bewegungsarmut (Bradykinesie, Akinesie) entscheidend, in Verbindung mit einem der drei anderen Leitsymptome, einer Steifheit (Rigor), dem typischen drehenden Zittern (Tremor) oder einer allgemeinen Unsicherheit im Stand (posturale Instabilität)[293]. Die Bewegungsarmut besteht bei allen Bewegungen. Das Muskelspiel der Mimik verarmt (Maskengesicht), die Sprache wird leise und undeutlich. Das Schlucken verzögert sich, so dass Speichel vor dem Munde sichtbar wird. Schnelle Bewegungen der Hände werden ungeschickt, das Schriftbild kleiner. Die Bewegungen im Raum werden schwierig, so dass die Patienten sich nur mit Mühe im Bett umlagern können und der Gang wird kleinschrittig und schlurfend.
Durch die Steifheit und erhöhte Muskelspannung leiden die Patienten an Muskelschmerzen. Bewegt man ein Glied passiv, so gibt dieses nur schwer und ruckartig nach (Zahnradphänomen).

Das Zittern verstärkt sich in der Bewegungsruhe. Es entsteht durch wechselseitige Anspannung sich entgegenwirkender Muskelgruppen in langsamem Rhythmus von 4–9 Schlägen pro Sekunde, das an den Händen den Eindruck erweckt, als würde man etwas Kleines in den Fingern drehen (Pillendrehen). Es ist bei 3 von 4 Patienten mit dem sogenannten idiopathischen Parkinsonsyndrom vorhanden und bei atypischem Parkinsonismus seltener.

Beim Stehen und Gehen sind alle Ausgleichsreflexe verzögert, so dass das Stehen und Gehen immer unsicherer werden, was sich durch grosse Angst hinzufallen noch verstärkt.
Sehr oft ist auch der Geruchssinn vermindert und leiden die Patienten an Missempfindungen, Muskel- und Gelenk-

schmerzen. Durch vermehrte Talgproduktion glänzt das Gesicht (Salbengesicht). Die Regulation des Blutdrucks verzögert sich, so dass die Patienten nach dem Aufstehen riskieren, das Bewusstsein zu verlieren und zu stürzen. Auch leiden die Patienten an zu häufigem Harndrang (Pollakisurie) und Verlust der Libido, an Durchfällen oder Opstipation. In der Sommerhitze ist die Fähigkeit zu Schwitzen gestört, was zu lebensbedrohlicher Überwärmung führen kann und nachts zu massiven Schweissausbrüchen. Oft leiden die Patienten an Schlafstörungen und Bewegungsunruhe der Beine in der Nacht (Restless-leg-Syndrom).

Die Seelischen Auswirkungen des Parkinsonsyndroms

40 % der Kranken leiden an melancholischer Stimmung. Dies geht dem Ausbruch der Krankheit oft um Jahre voraus. Das Denken verlangsamt sich immer mehr (Bradyphrenie), bei erhaltenem Denkvermögen. Durch eine Störung im Frontalhirn entsteht eine Schwierigkeit Entfernungen und Geschwindigkeiten einzuschätzen, welche die Patienten im Strassenverkehr sehr gefährdet.

Zusätzlich leiden die Patienten oft an Halluzinationen und panischen Ängsten, welche als Nebenwirkung der dopaminergen Medikamente entstehen[294, 295]. Zwischen der Antriebsarmut und Unaufmerksamkeit gibt es immer wieder luzide Augenblicke, in welchen sich die im Grunde weiterhin vorhandene Intelligenz erkennen lässt. Allerdings entsteht bei der idiopathische Form der Parkinsonkrankheit allmählich eine echte Demenz durch die Zerstörung der Nervenzellen durch die LEWY-Körperchen. Die seelischen Veränderungen verursachen grosses Leid. Oft werden sie unterschätzt, da sie weniger augenfällig sind als die Bewegungsstörungen.

Die Sicherung der Diagnose der Parkinsonkrankheit

Bei Parkinsonpatienten sind auch im Darm und in den Speicheldrüsen Ablagerungen von α-Synuclein nachweisbar. In der Hirnflüssigkeit (Liquor cerebrospinalis) sind gewisse Proteine vermindert und lassen sich wie bei der Alzheimerkrankheit neben α-Synuclein auch TAU-Proteine nachweisen. Zur Sicherung der Diagnose kann der Verlust der Neurone in der Substantia nigra mittels Einzelphotonen-Emissions-Tomographie (SPECT) nach Injektion von Jod-123-FP-CIT oder Jod-123-β-CIT zuverlässig nachgewiesen werden[296]. Zur Abgrenzung gegen die Multisystematrophie (MSA) kann die MIBG-Szintigraphie, die in der Herzdiagnostik Anwendung findet, dienen.
Der Schweregrad des Dopaminmangels wird mit dem L-Dopa-Test bestimmt. Hierbei wird eine bestimmte Menge L-Dopa gegeben und die Verbesserung der Bewegungsfähigkeit im Unified Parkinson Disease Rating Scale (UPDRS) bestimmt. Er beweist aber nicht die Diagnose eines idiopathischen Morbus Parkinson, sondern nur den Grad des Dopaminmangels. Ähnlich dient der Apomorphin-Test, bei Patienten, die vorerst kein L-Dopa erhalten sollen.
Im Anfangsstadium des Morbus Parkinson findet man in der Lumbalpunktion eine Verminderung einer Reihe Proteine in der Hirnflüssigkeit. Zudem findet man erhöhte Werte für α-Synuclein und TAU-Proteine, welche für die Alzheimerkrankheit typisch sind[297].

Atypische Parkinsonsyndrome

Dies sind schwere neurodegenerative Krankheiten, bei welchen die Degeneration nicht nur in den Stammganglien, sondern auch in anderen Hirnregionen stattfindet.

Dazu gehören die rasch progressive Multisystem Atrophie (MSA), bei der die Degeneration im ganzen Gehirn einsetzt, die Corticobasale Degeneration (CBD, die LEWY-Körperchen-Demenz (LBD) und die progressive supranukleäre Blickparese (BSP, Steele-Richardson-Olszewski-Syndrom).

Die Therapie der Parkinsonschen Krankheit

Die pharmakologische Therapie

L-Dopamin (Levodopa):
Es ist das wichtigste Antiparkinsonmittel, eine Vorstufe des Dopamins, welche die Blut-Hirnschranke durchdringt und im Gehirn in Dopamin umgewandelt wird. So ersetzt es fehlendes Dopamin. Da es nur wenige Stunden wirkt, treten nach mehrjähriger Anwendung oft unangenehme unwillkürliche Bewegungen auf (Dyskinesien), da die Rezeptoren wegen der kurzen Wirkdauer ungleichmässig stimuliert werden. Leider verliert dieses Medikament im Laufe der Zeit an Wirkung, so dass höhere Dosierungen und Kombinationen notwendig werden. Immer wird Levodopa in Kombination mit einem Carboxylasehemmer (Carbidopa, Benserazid) eingesetzt, der dessen Abbau hemmt, bevor es ins Gehirn eindringt. Dadurch kommt man länger mit einer geringeren Dosierung von Levodopa und mit geringeren Nebenwirkungen aus. Über den richtigen Zeitpunkt des Therapiebeginns mit Levodopa ist man sich nicht einig. Ob mit Zuwarten der Wirkungsverlust aufgeschoben werden kann, ist umstritten. Oft wird Levodopa eingesetzt, sobald der Patient trotz Amantadin oder Anticholinergika in seinem Alltag behindert ist. Eiweissreiche Mahlzeiten können zu vorübergehender Verschlechterung führen (Fluktuation). Man vermutet, dass gewisse Aminosäuen mit der Aufnahme von L-Dopa an der Blut-Hirnschranke konkurrieren und so zu einem Wirkungsverlust führen[298]. Eine Eiweissarme Diät verbessert die Bewegungsstörung bei der Parkinsonkrankheit[299].

Dopaminagonisten:
Hierzu zählen die klassischen Mutterkornalkaloide (Bromocriptin, Cabergolin, Dihydroergocryptin, Lisurid, Pergulid). Sie ahmen die Wirkung des Dopamins nach. Besonders bei jüngeren Patienten beginnt man mit diesen Substanzen, um Dyskinesien (Bewegungsstörungen) zu vermeiden. Heute gibt es Medikamente, welche weniger im ganzen Körper, sondern selektiver an den Dopaminrezeptoren wirken. Man nennt sie D2-Rezeptoragonisten oder Non-Ergot-Dopaminagonisten (Apomorphin, Pribedil, Pramipexol, Ropinirol, Rotigotin, Bromocriptin). Sie unterscheiden sich in ihrer Wirkdauer und in ihrem Nebenwirkungsprofil.

Amantadin:
Ursprünglich gegen Viren entwickelt erhöht den Dopamingehalt im synaptischen Spalt. Es wirkt vor allem gegen die Bewegungsarmut (Akinesie). Mit der Zeit kommt es zu bläulicher Verfärbung der Haut (Cyanose) und Wassereinlagerungen (Ödeme).

MAO-Hemmer (Selegilin, Rasagilin):
Sie hemmen den Abbau des Dopamins, indem sie das hierfür verantwortliche Enzym Monoamin-Oxydase hemmen.

Anticholinergika (Biperidin, Trihexiphenyl):
Durch den Mangel an Dopamin überwiegt beim Parkinsonismus der Gegenspieler Acetylcholin. Sie wirken vor allem gegen die „Überschusssymptome“, das Zittern (Tremor) und die Steife (Rigor). Sie beeinträchtigen aber die geistige Leistungsfähigkeit, so dass sie fast nur noch beim Parkinsonismus, der durch psychiatrische Medikamente (Neuroleptika) ausgelöst wurde, Verwendung finden.

COMT-Hemmer (Catechol-0-Methyltransferase-Hemmer):
Diese Arzneien (Entacarpon, Tolcapon) hemmen den Abbau der Dopamin-Vorstufen und werden nur in Kombination mit L-Dopa und in Kombination mit einem Decarboxylasehemmer (Carbidopa oder Benserazid) eingesetzt, um eine tiefere Dosierung des Levodopa zu ermöglichen und so dessen Nebenwirkungen zu verringern. Die Decarboxylasehemmer vermindern die Konzentration der COMT-Hemmer im Körper und damit dortige Nebenwirkungen. Sie erhöhen die Verfügbarkeit des gleichzeitig eingenommenen Levodopa um 40–90 %. Entacarpon kann die Leber sehr schädigen, so dass die Leberwerte häufig überwachte werden müssen.

Pflanzliches L-Dopamin:
Die Juckbohne (Mucuna pruriens) enthält die Dopaminvorstufe L-Dopamin und ist daher wirksam. Da der Gehalt an Levodopa nicht standardisiert ist und schwankt, ist jedoch eine Einstellung der Wirkung meist unbefriedigend, da durch die unterschiedliche Konzentration im Gehirn Fluktuationen entstehen, so dass die Stärke der Bewegungsstörungen zu stark schwankt.

Die Neurochirurgische Therapie
Die Hirnstammstimulation:
Diese Methode kommt zum Zug, wenn die medikamentöse Einstellung nicht befriedigend gelingt. Dabei wird ein programmierbarer Hirnschrittmacher eingesetzt. Über dünne Kabel leitet er seine Impulse in die betroffenen Hirnstammganglien. Dadurch soll die Fahrtauglichkeit länger erhalten bleiben[300]. Die Plazierung der Elektroden im Gehirn dauert aber 8–9 Stunden, ist schwierig und für den Patienten nicht ungefährlich und bringt nicht immer eine Verbesserung des Symptome. Oft bewirkt der Eingriff eine Sprachstörung (Dysarthrie) und eine unangenehme, meist auf ein Jahr begrenzte Steigerung des Antriebs.

Die Gentherapie
Bei dieser Therapie werden gentechnisch veränderte Viren in das Gehirn (Corpus striatum) implantiert, welche dort die Enzymaktivität verbessern sollen, so dass mehr Dopamin zur Verfügung steht.

Implantation fetalen Hirngewebes
Versuche mit einer Implantation von embryonalen Stammzellen für Nervengewebe haben bis heute leider noch keine befriedigenden Ergebnisse gebracht.

Eine umfassende Therapie der Parkinsonkrankheit

Entscheidend für den Verlauf ist eine sofortige Elimination der Ursachen. Dazu gehört eine sorgsame Diagnostik und Ausleitung der toxischen Metalle. Eine Diagnostik über die neurotoxischen Belastungen im Hause und an der Arbeit, eine Diagnostik der elektromagnetischen und geopathischen Belastungen am Schlafplatz, an allen Orten, wo sich der Kranke aufhält, sowie am Arbeitsplatz. Solche Belastungen müssen in jedem Falle sofort und so vollständig wie nur irgend möglich behoben werden.

Parkinsonkranke leiden in aller Regel an starkem oxydativem Stress, der diagnostiziert und behoben werden kann, durch eine eiweissarme, vegatabile vitale Frischkost mit hohem Rohkostanteil, hohem Gehalt an mehrfach ungesättigten Fettsäuren in therapeutisch geeignetem Verhältnis (gleich viel Omega-6 zu Omega-3 Pflanzenöl, den antioxydativ wirkenden Vitaminen und sekundären Pflanzenstoffen. Zusätzlich führen wir eine hochdosierte, antioxydative Infusionstherapie durch mit Glutathion, Vitamin C, Alpha Liponsäure und Aminosäuren, die auf den Hirnstoffwechsel wirken, sowie

Ubiquinon (Coenzym Q10). Der Folsäure-, Vitamin B_6-, B_{12}- und der Vitamin D-Spiegel müssen dringend in die obere Norm gebracht werden. Durch diese Massnahmen wird die medikamentöse Therapie oft erst spät notwendig und genügen wesentlich tiefere Dosierungen mit geringeren Nebenwirkungen. Leider fehlen bis heute Studien zu dieser Therapie, so dass wir uns auf unsere jahrzehntelange Erfahrung abstützen müssen, welche gezeigt hat, dass in dieser Weise der Verlauf der Krankheit äusserst positiv beeinflusst werden kann.

Ein Beginn von Parkinsonsymptomen wirft Fragen auf, Fragen nach einem tieferen Sinn des Lebens, einer natürlichen Begrenzung des Lebens, wie sie uns alle trifft, nach einem Sinn unserer Beziehungen, nach einem Sinn dieser Krankheit für uns ganz persönlich. Noch sind viele Möglichkeiten da, die wir nutzen können, um loszuwerden, was sinnlos war, um uns von Kränkungen, von Feindseligkeiten, Neid und vermeintlichem Reichtum zu lösen, um uns auf neues, wesentlicheres auszurichten, auf innere Werte, auf eine neue Menschlichkeit, einen neuen, inneren Reichtum, der erst uns möglich macht, andere Menschen und uns selbst besser zu verstehen und zu helfen.

Die diätetische Therapie entspricht derjenigen, wie sie gegen alle neurodegenerativen Krankheiten wirksam ist und wie sie im Folgenden für die einfache, praktische Anwendung erklärt und angegeben wird.

Die diätetische Therapie der neurodegenerativen Krankheiten

Für den Therapieerfolg entscheidend ist die lebendige Pflanzennahrung (vegetabile Rohkost) wegen ihres hoch geordneten und dadurch das Innere der Zellen regenerierenden Energiepotentials. Die über die Photosynthese aufgenommenen Informationen des Sonnenlichtes erneuern die LASER-Amplifikation in der Erbsubstanz, der DNA der Zellen, so dass ihre Energie so weit vom thermodynamischen Gleichgewicht entfernt wird und bleibt, dass der zweite Hauptsatz der Thermodynamik unwirksam ist und das ordnende, regenerierende Prinzip (Kohärenzprinzip nach Prigogine) über das degenerierende Chaosprinzip (Clausius) vorherrscht.

Ein hoher Anteil an Gemüse und Obst in der Nahrung ist der wirksamste Schutz gegen degenerative Leiden[301]. Die Empfehlungen der deutschen Gesellschaft für Ernährung DGE wurden dieser Erkenntnis angepasst[301] Wir verweisen hier auf das Bircher-Benner Handbuch Nr. 4: Frischsäfte, Rohkost und Früchtespeisen und das Bircher-Benner Handbuch Nr. 24 zur Verhütung von Demenz und Alzheimerkrankheit.

Von grosser Bedeutung ist zusätzlich der hohe Gehalt der Rohkost an pharmakologisch wirksamen Substanzen, den so genannten sekundären Pflanzenstoffen (Phytochemicals), hier besonders derjenigen mit antioxydativer Wirkung. Wir haben gesehen, wie sehr der oxydative Stress durch Toxine, Hochfrequenzstrahlung und durch eine unphysiologische, den Gegebenheiten unserer biologischen Natur zuwiderlaufenden Lebens- und Ernährungsweise im Zentrum der schädigenden Wirkungen auf die Nervenzellen (Neurone) steht. Die Diät soll ein ganz hohes antioxydatives Potential aufweisen, das die Eigenschaft besitzt, die freien Radikale abzufangen und zu neutralisieren. Jede pflanzliche Rohkostspeise hat ein hohes antioxydatives Potential, wenn die Pflanze zur Photosynthese fähig war. Doch sollen Pflanzen mit ganz besonders starker antioxydativer und damit regenerierender Wirkung ganz besonders berücksichtigt werden. Dies sind Nahrungsmittel mit hohem Gehalt an Flavonoiden und Carotinoiden. Flavonoide findet man besonders in den Randschichte von Früchten und Gemüsen. Darum gehen sie durch das Schälen von Gemüsen und Früchten grossenteils verloren. Die schützende Wirkung der Carotinoide (Xanthine) geht dagegen durch Kochen verloren[302].

Carotinoide

Dies sind rote und gelbe Farbstoffe in Früchten, Wurzeln, Blättern und Gemüsen. Sie bekämpfen Krebs, modulieren das Immunsystem und wirken antioxydativ, indem sie freie Radikale neutralisieren. Freie Radikale sind hochreaktive Spaltprodukte des Wasser- oder des Stickstoff-Sauerstoffmoleküls, welche gesunde Zellen durch Mutationen in Krebszellen verwandeln.

Sauerstoffhaltige Carotinoide sind Lutein, Zeaxanthin und β-Cryptoxanthin. Sie kommen vor allem in gelben und roten Pflanzenteilen vor und sind relativ hitzestabil, so dass sie in gekochtem Zustand noch immer wirksam sind. Lutein ist ganz wichtig für die Netzhaut des Auges, deren

Zellen spezialisierte Nervenzellen des Gehirns sind.
Sauerstoffreie Carotinoide sind Lykopin, α-Carotin und β-Carotin. Sie überwiegen in grünen Pflanzenteilen und sind hitzeempfindlich. Darum geht ein wesentlicher Teil der antioxydativen und vor Krebs schützenden Wirkung der Carotinoide durch das Kochen von grünen Gemüsen verloren. Besonders reich an α-Carotin sind rohe Karotten und Kürbisse. Besonders reich an β-Carotin sind in unerhitztem Zustand: Aprikosen, Grünkohl, Spinat, Kürbisse und Karotten. Lykopin findet sich fast nur in Tomaten, Lutein und Zeaxanthin, die wichtig sind für die Netzhaut, ganz besonders in Grünkohl und Spinat, wo sie durch Kochen nur geringfügig zerstört werden. Rund 10 % der Carotinoide wirken als Provitamin A, das in das antioxydativ wirkende aktive Vitamin A umgewandelt wird.

Die Flavonoide
Sie wirken antioxydativ. Man findet sie ebenfalls in den Randschichten von Obst und Gemüse, aber auch in den Blättern. Gelbe Flavonoide, wie in gelben Früchten und Gemüsen enthalten, gaben diesen Substanzen den Namen (flavus = gelb). Die Flavonoidgruppe der Anthroziane geben rote, blaue und violette Farben, wie in Kirschen, Pflaumen, Beerenobst, Rotkohl und Auberginen. Besonders häufig ist das Flavonoid Quercetin enthalten. Sein Glycosid (an Zucker gebundenes Quercetin) wird als Rutin bezeichnet. Es kommt besonders in gelben Zwiebeln vor, dann abnehmend in Grünkohl, grünen Bohnen, Äpfeln, Kirschen und Brokkoli. Quercetin wird von der Darmflora metabolisiert. Es zerstört krebserzeugende Substanzen (Carcinogene)[302].

Die Flavonoide sind hochwirksame Antioxydantien. Darüber hinaus wirken sie gegen krankmachende Keime, gegen Krebs. Ganz wichtig für die Verhütung und Heilung neurodegenerativer Leiden ist ihre Eigenschaft zur Modulation des bei diesen Krankheiten entgleisten Immunsystems und ihre Wirkung gegen die Entzündungvorgänge im zerebralen Immunsystem der Mikroglia, welches die zerstörenden Vorgänge im Nervensystem unterhält. Zudem regulieren die Flavonoide die Durchlässigkeit der Blutkapillaren (Gefässpermeabilität)[301]. Sie ergänzen die Wirkungen des Vitamins C.

Flavonoide werden durch das Kochen nicht zerstört, jedoch durch die Lagerung. Gelagerte Winteräpfel enthalten aber immerhin noch 50 % an Flavonoiden. Im August enthalten Kopfsalat und Endivie 5-mal mehr Flavonoide als im April. In verarbeiteten Lebensmitteln findet man noch rund 50 % des Flavonoidgehaltes der frischen Ernte[303].

Polyphenole
Diese Stoffe (Phenole, Phenolsäuren, Hydroxyzimtsäuren, Kumarine, Flavonoide, Isoflavonoide, Lignane, Lignine u.a.) sind hochwirksame Antioxydantien. Sie schützen die Randschichten der Pflanzenteile und damit auch die inneren Anteile vor Oxydation. Besonders reichhaltig sind Grünkohl, Vollweizenkörner, Radieschen, Weisskohl, gefolgt von grünen und anderen Früchten, Nüssen und Kaffeebohnen. In der Karotte finden sich 85 % der Polyphenole in der Schale, bei Weizen der grösste Anteil in der Kleie. Vollkornweizen enthält 10-mal mehr Polyphenole als niedrig ausgemahlenes Weizenmehl. Bei Lagerung werden die Polyphenole allmählich oxydiert und verlieren ihre Wirkung. Werden Pflanzenteile braun oder schwarz, so sind die Polyphenole durch das Enzym Phenoloxydase zu toxischen Chinonen umgewandelt. Solche Pflanzenteile sind giftig und dürfen nicht mehr gegessen werden. Das Polyphenol Elagsäure induziert (aktiviert) in der Darmschleimhaut Entgiftungsenzyme (Phase II Enzyme) und verringert dadurch krebsauslösende Sub-

stanzen (Carzinogene). Besonders reichhaltig an Elagsäure sind Walnüsse, gefolgt von Brombeeren und Himbeeren, Erdbeeren und Pecanüssen. Beim Kochen zu Marmelade gehen ¾ der Polyphenole der Beeren verloren. Polyphenole werden sehr rasch abgebaut. Deshalb schützen die frischen Früchte, Nüsse und rohen Gemüse nur unter der Bedingung, dass sie mehrmals täglich, also bei jeder Mahlzeit, gegessen werden.

Protease-Inhibitoren
Diese sekundären Pflanzenstoffe spalten Eiweisse in Aminosäuren auf. Protease-Inhibitoren der Pflanzen sind Ketten von ca. 100 Aminosäuren, die mit Disulfidbrücken (Schwefelverbinderungen) zusammengeheftet sind. Protease-Inhibotoren schützen nicht nur vor Krebs und Diabetes. Auch wirken sie antioxydativ und entzündungshemmend und damit degenerativen Vorgängen entgegen. Zur Verhütung und Bekämpfung neurodegenerativer Vorgänge sind auch sie von grosser Bedeutung.

Protease-Inhibitoren sind in frischen Sojabohnen, Mungobohnen, Gartenerbsen, ungerösteten Erdnüssen, Kartoffeln, Reis, Mais, Hafer und Weizen vorhanden. Im Tierversuch wirken sie antikanzerogen (krebsbekämpfend)[304].

Terpene
Dies sind Aromastoffe (Geruchs- und Geschmacksstoffe) der Pflanzen. Das Terpen Limonen aus Zitronen erhöht im Dünndarm und in der Leber die Aktivität von Entgiftungsenzymen, wie die Glutathion-S-Transferase. Das Limonen und das Carvon aus dem Kümmel sind im Tierversuch gegen Krebs wirksam[305]. Limonen des ätherischen Öls der Zitronen ist auch in hoher Dosis nicht toxisch. Darum eignet es sich besonders zur Bekämpfung der Neurodegeneration und von Krebs.

Sulfide
Die Schwefelverbindung der Sulfide geben der Zwiebel und dem Knoblauch den typischen Geruch. Das flüchtige (riechende) Knoblauchöl besteht aus verschiedenen Allylsulfiden. Die Hauptwirkung des Knoblauchs entfaltet das Allicin, sein typischer Geruchsstoff. Allicin besitzt starke Schutzwirkung gegen Oxydation, gegen die Wirkung freier Radikale. Dadurch sind sie zur Verhütung und Bekämpfung neurodegenerativer Leiden äusserst wertvoll.

Die Vitamine A, C, D, E, die Folsäure und die mehrfachungesättigten Pflanzenöle
Wie wir gesehen haben, sind die Blutspiegel der Vitamine A, C, D und E für die Verhinderung und Heilung neurodegenerativer Prozesse von grosser Bedeutung. Pflanzliche Frischkost ist sehr reichhaltig an Folsäure.
Das Vitamin B_{12} ist für die Umwandlung der Vorstufen der Folsäure in die aktive Form von grosser Bedeutung. Pflanzliches Vitamin B_{12} findet sich nur im Sanddorn. Frisch ist es schwierig zu erhalten. Es kann als ungesüsstes Elixir täglich eingenommen werden. Trotzdem muss der Vitamin B_{12}-Spiegel unbedingt regelmässig überwacht werden und allenfalls durch geeignete Präparate an die obere Normgrenze gebracht werden. Die Vitamine D und E sind in kalt gepressten Pflanzenölen, wie Sonnenblumenöl, Distelöl, Rapsöl, Sesamöl, Walnussöl, Leinöl u.a. enthalten.
Die mehrfach ungesättigten Pflanzenöle (PUFA) Omega-3 und Omega-6 wirken auf das Immunsystem ein. Darum ist es ganz wichtig, deren Verhältnis zu beachten, da oft das Verhältnis Omega-3 zu Omega zu niedrig ist. Omega-6-Pflanzenöle wirken antioxydativ, regen aber Entzündungsvorgänge an, während Omega-3-Pflanzenöle bei ebenfalls stark antioxydativer Wirkung das Immunsystem dämpfen. Wir haben gesehen, dass bei neurodegenerativen Krankheiten über-

steigerte Entzündungsvorgänge bei der Degeneration des Nervensystems von grosser Bedeutung sind. Deshalb empfehlen wir in jedem Fall die Einnahme von 3 Mal täglich 3 Esslöffeln Leinöl. Warum Fischöle als Lieferanten von Omega-3-Ölen nicht mehr geeignet sind, wurde weiter oben erläutert. Vitamin D wird, zusammen mit Leinöl eingenommen, besser assimiliert.

Die pflanzliche Rohkost ist sehr reichhaltig an Vitamin C in hoher biologischer Verfügbarkeit. Der Vitamin-D-Spiegel soll durch regelmässige Sonnenbestrahlung (20 Minuten für jede Körperseite ohne Sonnenschutzcreme, aber bei bedecktem Kopf und nicht während der drei Stunden höchsten Sonnenstandes) und wenn nötig, durch Einnahme geeigneter Vitamin-D-Präparate an die obere Normgrenze gebracht werden.

Die Darmflora und das enterale Immunsystem

Von ganz grosser Bedeutung ist die Wirkung der Rohkost zur Sanierung des Milieus im Magen-Darmtrakt. Wir haben gesehen, dass die Immunzellen für das Erlernen ihrer Kompetenz, körperfremde, toxische, schädliche Substanzen oder Keime von körpereigenen bzw. nützlichen und zuträglichen Substanzen und Keimen zu unterscheiden in den Lymphzellnestern der Darmschleimhaut (Payersche Plaques) sozusagen zur Schule gehen und dass nur ca. 10 % von ihnen als immunkompetente Zellen in den Körper auswandern, um dort ihre Aufgabe zu erfüllen.

Bei allen neurodegenerativen Krankheiten, ganz besonders bei der Multiplen Sklerose, sind Autoimmunprozesse an der Zerstörung des Nervensystems stark beteiligt. Die pflanzliche Nahrung, ganz besonders in lebendigem vitalem Zustand, saniert das Milieu im Magen-Darmtrakt relativ rasch und von Grund auf. Bei pflanzlicher Nahrung mit hohem Rohkostanteil werden die anaerob wachsenden, Fäulnistoxine erzeugenden Keime aus der Zeit eiweissreicher Ernährung allmählich durch eine Neubesiedlung mit aeroben, gesunden Darmbakterien verdrängt. Die Fehlbesiedlung vermindert sich und verschwindet innert einiger Monate schliesslich ganz. Nun werden wieder immunkompetente Lymphzellen herangebildet. Dadurch vermindern sich die Autoimmunprozesse zuverlässig und verschwinden schliesslich ganz, so dass sich die Entzündungsvorgänge im Nervensystem beruhigen. Wir verweisen hier auf das Bircher-Benner Handbuch Nr. 14 für Magen- und Darmkranke.

Empfehlungen für die Laborkontrollen für den behandelnden Arzt während der Diät

Vor Diätbeginn: grosses Blutbild, Senkung, CRP, Homocystein, Na, K, Selen, Zink, Serum-Albumin, GOT, GPT, Pankreasamylase, LDH, Vitamin A, D und B_{12}, TSH. Im Verlauf der Therapie empfehlen wir eine regelmässige Überwachung der Vitamin B_{12}- und Vitamin-D-Spiegel und eine konsequente Substitution bis an die obere Normgrenze.

Tabelle zur Wirkung der Nahrungsmittel gegen neurodegenerative Krankheiten

	antioxydative und antidegenerative Wirkung	Entzündungshemmung	Immunmodulation
Apfel	+++ [u]	++ [u]	+++ [u]
Aprikose	+++	++	++r+
Aubergine	+++	++	++
Avocado	+++		++
Beeren	+++	++	+++
Birnen	++	++ [u]	+++ [u]
Blaubeeren	+++	++	++++ *
Blattsalat	+++		++
Fenchel	++	++	++
Granatapfel	+++	+++	++
Grapefruit	+++	+++	+++
Gurke	+++	++	++
Hülsenfrüchte	++		++++
Karotten	+++++	++ [u]	+++++ [u, roh]
Kartoffel	++	++ [roh, m]	++
Kichererbsen			
Kiwi	+++	++	+++
Kleie	+++		
Knoblauch	+++++ [roh]	+++++ [roh]	+++++ [roh]
Kohlarten	++++	++	++
Kokosnuss	++++	++	++
Kresse	+++		
Kürbis	+++		
Lattich	+++	++	+++
Lauch	++		
Leinöl, Leinsaat [roh]	+++++++ [lip]	+++++ [lip]	+++++ [lip]
Litschi	+++	++	+++
Mais	+		
Mango	+++	++	
Meerrettich [roh]	++	++	++
Melone	+++	+++	+++
Nüsse	++		++++
Papaya	+++	++	+++
Paprikaarten	+++	++	+++
Passionsfrucht	+++	++	+++

	antioxydative und antidegenerative Wirkung	Entzündungshemmung	Immunmodulation
Pflanzenöle, mehrfach ungesättigte (PUFA)	+++++	lip	+++++ lip
Retticharten	++++		+++
Rote Bete	+++	++	+++
Sellerie	++		+++
Soja	++ roh		++++ roh
Spinat	+++ roh		++
Steinobst	++++	++	+++
Traube	+++	++	+++
Tomate	+++ roh	++ roh	+++ roh
Vollgetreide	++		++ roh
Zitrusfrüchte	+++		+++
Zwiebel	+++ roh	++++ roh	++++ roh

u: Die Polyphenole befinden sich in der Haut von Obst und Gemüse, darum sollten diese nicht geschält werden. Bei der Lagerung von Früchten und Gemüsen gehen ca. 50 % der Wirkungen verloren.

lip: Öle mit mehrfach ungesättigten Fettsäuren (PUFA), Leinöl, Sonnenblumenöl, Sesamöl, Nussöl, Distelöl, Rapsöl, Traubenkernenöl u. a. dürfen nie erhitzt werden. Leinöl muss dunkel und gekühlt gelagert werden. Olivenöl enthält überwiegend einfach ungesättigte Fettsäuren und darf deshalb bis 170° C erhitzt werden. Leinöl moderiert das Immunsystem und wirkt deshalb chronischen Entzündungen entgegen. Ein Verhältnis der Omega-6-Öle zu Omega-3-Öl von 1 : 1 ist bei der diätetischen Therapie der neurodegenerativen Krankheiten anzustreben.

Tabelle zur allgemeinen Wirkung der Rohkosttherapie

Aus dieser Tabelle können allgemeine Indikationen und Wirkungen ersehen und bei der Behandlung berücksichtigt werden:

Zubereitungsformen	Behandlungsanzeigen	Wirkung	Dauer	Menge
Saftförmig: Obst, Rohgemüse Pflanzenmilch (Mandel Soja, Sesam) Vorzugsmilch, roh wenn verordnet: Zusätze von Vollgetreide- oder Leinsamenschleim (immer ⅓ des Saftes) oder Rahm und etwas Zitronensaft	Allgemeine Stoffwechsel-Überbelastung (Fastenindikation), Übergewicht Herz- und Kreislaufversagen, Magen-Darm-Entzündungen, Nierenentzündungen, Leberentzündungen, Akute Grippe (Fieber)	Entgiftend, entlastend, entwässernd (Herz- und Kreislaufentlastung), gefässdichtend, entzündungswidrig, basenüberschüssig, Förderung der Nahrungsökonomie, Sanierung des Darmmilieus, gewichtsreduzierend	1–28 Tage je nach ärztlicher Vorschrift Bei länger dauernden Fastenkuren: 1–3 Tage	600–800 g Frischsäfte (3–4 Gläser) 450–500 g Pflanzenmilch oder Kräutertee, 200–400 Kalorien

Zubereitungsformen	**Behandlungsanzeigen**	**Wirkung**	**Dauer**	**Menge**
Püriert (leichte Mengenvermehrung, Ölzugabe): Obst und Gemüse im Mixer gemixt (Gemüse mit Sauce, siehe Rezeptteil), Pflanzenmilch (Mandel, Soja, Sesam), Vorzugsmilch, Sauermilch, Buttermilch, Molke, Joghurt	Entzündungen im Verdauungssystem, Rekonvaleszenz	wie unter „saftförmig": plus Zellulosegehalt (Anregung der Peristaltik), Ölzugabe	3–14 Tage je nach ärztlicher Vorschrift	ca. 1200 Kalorien Siehe Tagesmenü
Feingehackt: Obst und Gemüse fein geschnitten, gehackt (Saucen siehe Rezeptteil) Baumnüsse, Mandeln, Haselnüsse fein gerieben Zusatz: Pflanzen- oder rohe Vorzugsmilch, Buttermilch, Sauermilch, Molke, Joghurt Vollgetreide: fein geschrotet oder gekeimt	wie bei „püriert" weitere Rekonvaleszenz	wie unter „püriert": Fermentativ-peristaltische Wirkung durch Zellulose in gröberer Form, mehr Volumen, grössere Sättigung, Darmanregung	3–21 Tage je nach ärztlicher Verordnung	800–1200 Kalorien Siehe Tagesmenü
Normale Rohkost: Obst und Gemüse ganz oder zerkleinert (Birchermüesli) normal zubereitet (siehe Rezeptteil) Baumnüsse, Mandeln, Haselnüsse, Pinienkerne: ganz. Vollgetreide: geschrotet, gekeimt oder in Flocken. Vorzugsmilch roh, Butter- und Sauermilch, Molke, Joghurt	Allgemeine Umstimmung der Stoffwechsel-Reaktionslage Verstopfung Ekzeme und alle allergischen Erkrankungen Migräne Akne, Furunkulose Chron. Infektion und Infektanfälligkeit Arteriosklerose, hoher Blutdruck Vorbereitung und Nachbehandlung von Operationen Rheuma	Während Wochen und Monaten anwendbar, zwingt als gröbere Form zu vermehrtem Kauen und regt die Speicheldrüsentätigkeit an, mechanische Reinigung der Zähne	Durchschnittlich 1–6 Wochen oder 1–3 Tage pro Woche im Turnus mit Säftefasten, Rohkost mit Zulagen (siehe S. 103)	1200–1700 Kalorien Siehe Tagesmenü

Die praktische Anwendung der Rohkost-Therapie

In der Regel, d.h., wenn keine Niereninsuffizienz besteht, ist es am besten, die Diät mit der ersten Diätstufe, der Frischsäfte-Pflanzenmilchdiät zu beginnen, da diese die rascheste Umstellung des Stoffwechsels und Darmmilieus bringt. Dabei hat man kein Hungergefühl. Wir verweisen hier auf unser Bircher-Benner Handbuch Nr. 4 für Frischsäfte, Rohkost und Früchtespeisen, dessen Lektüre vor Diätbeginn wir empfehlen. Nach unterschiedlicher Dauer kann danach auf die zweite Diätstufe, die vegane Rohkostdiät übergegangen werden. Nach Beginn der Erkrankung ist diese Diätform am wirksamsten. Sie kann und soll während vieler Wochen angewendet werden. Später kann z.B. an den Wochenenden auf die dritte Diätstufe übergegangen werden, mit ⅓ warmen Speisen. Bewährt hat sich dabei auch ein zyklisches Vorgehen, mit Stufe I zum Beispiel am Montag, Stufe II während der Woche und Stufe III an den Wochenenden. Die hier nachfolgenden Speisezettel und Rezeptvorschläge haben sich über Jahrzehnte bewährt und entsprechen diesem Vorgehen.

Speisezettel

Menü-Zusammenstellungen bei verschiedenen Rohkost-Diätformen

1. Frischsaftfasten (Bett-Safttag):
Morgens und abends: 200 g Fruchtsaft
mittags: 200 g Fruchtsaft oder
200 g Gemüsesaft (Tomaten- oder Karottensaft oder gemischten Tomaten-, Karotten-, Spinatsaft)
Je nach der Jahreszeit
Orangen- und Mandarinensaft
Grapefruit-(Pampelmusen-)Saft
Beerensäfte
Traubensäfte
Zwetschgen- und Pflaumensäfte
Pfirsichsaft
Aprikosensaft
Kakisaft
Apfel- und Birnensaft (frisch gepresst)
Diese Säfte können auch kombiniert werden, z.B. Beeren- mit Pfirsich- oder Aprikosensaft, Aprikosen- mit Orangensaft, Apfel- mit Birnensaft usw.

Je nach ärztlicher Verordnung kann das Frischsäftefasten ein bis mehrere Tage, ja zwei bis drei, selten bis vier Wochen, durchgeführt werden. Ärztliche Überwachung während des Fastens und des Wiederaufbaues danach ist wichtig (s. Tabellen S. 100). Wird eine milde Wirkung des Fastens gewünscht, im Sinne der allgemeinen Entgiftung, der Entwässerung und Verjüngung, so kann innerhalb der Rohkostkur oder bei der Normalkost einmal wöchentlich ein strenger Fruchtsafttag eingeschoben werden, wenn völlige Ruhe, am besten Bettruhe, möglich ist. Ohne Ruhe während der ersten ein bis zwei Fastentage bleibt die volle Wirkung aus, weil sie durch Ermüdung und Hungergefühl gestört wird, und es kommt nicht zur richtigen Entspannung und Harnflut. Man lasse sich nicht abschrecken durch Reaktionen wie Kopfschmerzen, Übelkeit, Gliederschmerzen, Schwächegefühl (besonders nachmittags). Diese zeigen an, dass der Körper Entgiftungsarbeit leistet, so dass solche Tage Sinn und Zweck erfüllen. Man berichte die Beobachtungen jedoch dem Arzt.

2. Vollsaft-Tag:
Der Patient erhält eine hochwertige, relativ nahrhafte Nahrung. Diese Diätform kann eine Woche lang oder länger durchgeführt werden, mit Zusatz von Getreideschleimen auch während Wochen, falls starke körperliche und geistige Anstrengungen vermieden werden. Vollsaftperioden sind geeignet als Beginn einer Umstimmungskur, bei Entwässerungs- und Abmagerungskuren und auch bei starker Verarmung des Organismus an Vitalstoffen, wie dies etwa bei chronischen Verdauungskrankheiten der Fall ist, wenn eine frischkostfreie Schonkost alter Schule vorangegangen ist. In solchen Fällen soll der Fruchtsaft zuerst mit ⅓ Leinsamen-, Gersten- oder Reis-Schleim verabreicht werden. Bei Entwässerungskuren muss regelmässig Urin und Gewicht gemessen werden und, wenn nötig, wassertreibender Tee (Solidago, Hagebutten) getrunken werden.

Morgens: 200 g Fruchtsaft
150 g Mandelmilch oder Joghurt
1 Tasse Hagebuttentee

Mittags: 200 g Fruchtsaft
150 g Mandelmilch oder Joghurt
150 g Gemüsesaft

Abends: wie morgens.

3. Früchte-Fasttage:
Das Früchtefasten kann das Bettsaftfasten (die strenge Form des Obstsaftfastentages) ersetzen, z.B. wenn man statt Schonung durch Zellulosefreiheit vor allem eine Stoffwechselumstimmung und Anregung des Darmes durch Zellulosegehalt wünscht. Das Sättigungsgefühl ist stärker, das Früchtefasten kann man deshalb tageweise auch ohne völlige Ruhe und länger durchführen. Die Wirkung des Säftefastens ist jedoch intensiver. Früchtefasten ist angezeigt bei Herzkrankheiten, chronischer Leberschwäche, Darmträgheit (Apfeltag bei akutem Durchfall, Erdbeertag bei Sprue und Unterleibsstauung. Dauer: 1–5 Tage; länger, wenn ärztlich verordnet).

Tagesmenü: 3 mal 200–250 g (bis 300 g) gewaschenes, frisches, ganz reifes, ungesüsstes Obst, z.B. Beeren, Zitrusfrüchte (Orangen, Grapefruit, Mandarinen), Trauben, Feigen, Melonen, Kaki.

Besondere Früchtefasten-Formen:
Apfeltag: 5–6 mal 1 grosser Apfel fein gerieben, bei akutem Magen-Darmkatarrh mit Durchfall.

Erdbeertag: 3–4 mal 200–250 g sehr reife Erdbeeren, ungesüsst, bei Sprue (besondere Form chron. Durchfalls) und Vitamin-C-Mangel.

Heidelbeertag: 3 mal 200–250 g Heidelbeeren, bei leichter Darminfektion. Leicht stopfend.

Brombeertag: 3 mal 200–250–300 g ganz reife Brombeeren. Besonders reich an Naturzucker und Vitamin C. Nahrhaft und leicht verdaulich.

Johannisbeertag: 3 mal 200–250 g (⅔ rote und gelbe, ⅓ schwarze). Bei Leberpatienten besonders erfrischend und durststillend. Vitamin-C-reich.

Kakitag: 2 kleine oder 1 grosse Kakifrucht 4 mal täglich. Sehr nahrhaft und reich an den Vitaminen C und B.

Traubentag (altbewährte Traubenkur): 750–1000 g sonnengereifte, möglichst ungespritzte Trauben auf 4–5 Mahlzeiten am Tag verteilt. Gut waschen und von Spritzresten reinigen (kurz in heissem Wasser spülen). Ganze Frucht essen. Vitaminarm, aber besonders nährend durch hohen Fruchtzuckergehalt. Leberschutz! Darmanregung durch Kerne. Dauer: 1–2 Wochen. Wenn ärztlich verordnet auch länger (bis 6 Wochen).

Feigentag: 3 mal 200 g frische Feigen. Darmanregend. Nahrhaft. Höchstens 1 Tag.

4. Rohkost-Menüs
Es folgen hier für jede Jahreszeit sieben Beispiele von Rohkost-Zusammenstellungen für die Mittagsmahlzeit. (Besonderer Wert ist auf harmonische Verteilung von Knollen-, Wurzel- und Blatt-Rohgemüse zu legen, aber stets frisch und voll ausgereift.) Volles Tagesmenü folgt auf Seite 105.

a) Frühjahr:
1. Tag: Früchte – Nüsse (auch Dörrobst) – Radieschen – Fenchel – Kopfsalat
2. Tag: Früchte – Nüsse – Sellerieknollen – Tomaten – Kresse
3. Tag: Früchte – Nüsse – Karotten – Chicorée – Kopfsalat
4. Tag: Früchte – Nüsse – Rettich – Lattich – Kresse
5. Tag: Früchte – Nüsse – Randen (rote Bete) – Löwenzahn – Kopfsalat
6. Tag: Früchte – Nüsse – Blumenkohl – Spinat – Kresse

7. Tag: Früchte – Nüsse – Kohlrabi – Tomaten – Kopfsalat

b) Sommer:

1. Tag: Früchte – Nüsse – Rettich – Tomaten – Kopfsalat
2. Tag: Früchte – Nüsse – Karotten – Zucchetti – Kopfsalat
3. Tag: Früchte – Nüsse – Blumenkohl – Radieschen – Kopfsalat
4. Tag: Früchte – Nüsse – Kohlrabi – Kresse – Kopfsalat
5. Tag: Früchte – Nüsse – Bleichsellerie – Lattich – Kopfsalat
6. Tag: Früchte – Nüsse – mit Blumenkohl gefüllte Tomaten – Kopfsalat
7. Tag: Früchte – Nüsse – Rübchen – Gurken – Kopfsalat

c) Herbst:

1. Tag: Früchte – Nüsse – Sellerie – Tomaten – Endivien
2. Tag: Früchte – Nüsse – Randen (rote Bete) – Peperoni – Kopfsalat
3. Tag: Früchte – Nüsse – Schwarzwurzel – Spinat – Kopfsalat
4. Tag: Früchte – Nüsse – Blumenkohl – Feldsalat – Endivien
5. Tag: Früchte – Nüsse – Rübchen – Zucchetti – Kresse
6. Tag: Früchte – Nüsse – Rettich – Tomaten – Kopfsalat
7. Tag: Früchte – Nüsse – Sellerie – Gurke – Kopfsalat

d) Winter:

1. Tag: Früchte – Nüsse – Schwarzwurzel – Rotkohl – Endivien
2. Tag: Früchte – Nüsse – Sellerie – Cicorino rosso – Kopfsalat
3. Tag: Früchte – Nüsse – Karotten – Peperoni – Kopfsalat
4. Tag: Früchte – Nüsse – Randen (rote Bete) – Sauerkraut – Endivien
5. Tag: Früchte – Nüsse – Blumenkohl – Spinat – Feldsalat
6. Tag: Früchte – Nüsse – Tomaten – Chicorée – Kopfsalat
7. Tag: Früchte – Nüsse – Sellerie – Wirsing – Endivien

TAGESMENÜ

Frühstück

„Birchermüesli“	120–200 g
geriebene Mandeln oder Haselnüsse	20–30 g
Früchte	100–200 g
evtl. Hagebuttentee	1 Tasse

Wenn breiige oder flüssige Form erwünscht: Birchermüesli mit besonders fein zerriebenen oder gemixten Früchten, evtl. mit Rahm 100 bis 200 g – Mandelmilch (20–30 g Mandelmus) 150 g – Fruchtsaft – 1 Tasse Hagebuttentee.
Die angegebenen Mengen sind nur annähernd einzuhalten. Massgebend ist das natürliche Empfinden, das weder durch Reizmittel noch Gewohnheiten beeinträchtigt werden darf. Nur wo ganz knappe Ernährung beabsichtigt ist, soll das Hungergefühl durch anhaltendes Kauen und Einspeicheln sowie durch verlangsamte Nahrungsaufnahme eingedämmt werden.

Mittagessen

Früchte oder Früchtekaltschale	150–250 g
Grüner Salat	50–100 g
Rohgemüseplatte	ca. 100–150 g
Nüsse aller Art ca.	20 g
evtl. 1 Glas unvergorener Apfel- oder Traubensaft	200 g

oder

Fruchtsaft ca.	100–200 g
Grüner Salat feingewiegt ca.	50 g
Rohe Gemüse im Mixer verbreit oder passiert (Gurken, Tomaten)	100 g
Gemüsesaft (Spinat, Karotten usw.) mit etwas Rahm und Zitronensaft	100 g
Mandel- oder Sesammilch	ca. 200 g
Apfel- oder Traubensaft	200 g

Nachtessen

Birchermüesli	150–200 g
Nüsse	20–30 g
Früchte	100–200 g
evtl. Hagebuttentee	1 Tasse

oder

Birchermüesli	150–200 g
Mandelmilch ca.	200 g
Fruchtsaft ca.	200 g
evtl. Hagebuttentee	1 Tasse

5. Übergangs- und Normalkost

Wenn die Patienten seit mindestens einem Jahr rückfallfrei sind, kann man der Rohkost einen Drittel gekochte Nahrung beifügen, zunächst rein vegan. Nach zwei Jahren dürfen vorsichtig und sparsam weitere Zulagen von Milchprodukten und Ei gegeben werden. Wichtig ist, dass zwischendurch immer wieder Rohkostphasen eingebaut werden.

Beim Kapitel „Rezepte" sind die mit einem * bezeichneten Speisen nicht vegan.

Beispiel eines Übergangstages:

Morgens und abends: genau wie am Rohkosttag.

Mittags: Früchte, Nüsse, Rohgemüseplatte, 2 dl Gemüsebouillon, 2 Backkartoffeln (siehe Rezepte Seite 125)

Beispiel für einen Normalkost-Tag

Frühstück:
Birchermüesli mit geriebenen Nüssen
2 Stück Vollkornbrot oder Knäckebrot
evtl. etwa 15 g Butter
Früchte
Kräutertee oder Milch oder Joghurt

Mittagessen:
Früchte
Rohgemüse: Blumenkohl, Spinat, Kopfsalat
Kartoffelsuppe
Gedämpftes Tomatengemüse
Vollreis, nur mit frischer Butter, ohne Käse, schwach gesalzen

Abendessen:
Wie Frühstück, evtl. Hagebuttenkonfitüre oder Honig als Brotaufstrich.

Rezepte

Die mit einem * bezeichneten Rezepte sind nicht vegane Speisen. Sie dürfen erst nach zwei rückfallfreien Jahren in den Menu-Plan eingebaut werden. Auch einzelne nicht vegane Zutaten, die man allenfalls weglassen oder ersetzen kann, sind mit einem * versehen.

Säfte

Säfte sind Rohnahrung in mechanisch verfeinerter Form als zusätzliche spezielle Anreicherung und bei Verbot grober Bestandteile (Zellulose). Man vergesse jedoch nicht, dass die unzerkleinerte Frischkost höherwertig ist und durch Säfte auf die Dauer nicht ersetzt werden kann.

Für die Zubereitung von Säften werden die Rohgemüse gründlich gereinigt, mit einer Handpresse oder elektrischen Zentrifuge gepresst und sofort serviert. Jedes Stehenlassen bedeutet Werteverlust.

Wird eine kleine Handpresse verwendet, müssen Früchte und Gemüse zerkleinert werden. Äpfel, Birnen und alle Knollengemüse fein raffeln, Blattgemüse und Kräuter fein wiegen.
Im Reformhaus gibt es hochwertige Trauben-, Frucht- und Gemüsesäfte.

Fruchtsäfte

Ungemischte Fruchtsäfte (ohne jeglichen Zusatz):
Orangen, Mandarinen, Grapefruits, Äpfel, Birnen, Trauben, Erdbeeren, Heidelbeeren, Johannisbeeren, Cassis, Himbeeren, Pfirsiche, Aprikosen, Pflaumen, Mango, Kaki, Kiwi.

Gemischte Fruchtsäfte:
z.B. Orangen, Mandarinen, Grapefruits, Kaki oder Beerensaft mit Apfelsaft oder Beerensaft mit Pfirsich-, Aprikosen- oder Pflaumensaft oder geschlagene Bananen mit Orangen-, Beeren-, Pfirsich-, Mango- oder Aprikosensaft.
Beigaben je nach Wunsch oder Vorschrift: Zitronensaft, Honig, Ahornsirup, Fruchtkonzentrat, Mandelmilch (nur wenn der Patient auch magenkrank ist), Leinsamen-, Reis- oder Gerstenschleim.

Gemüsesäfte

Frisch verabreicht weisen sie einen hohen Mineral- und Vitamingehalt auf. Jeder Saft hat seinen speziellen Wert.

Ungemischte Gemüsesäfte:
Tomaten, Karotten, Randen (Rote Bete), Rettich, Kohl, Sellerie, Kartoffeln, sämtliche Blatt-, Knollen- und Wurzelgemüse.
Im Frühling Blutreinigungskur mit Brennnessel-, Sauerampfer- und Löwenzahnsaft.

Gemischte Gemüsesäfte:
Karotten, Tomaten, Spinat zu gleichen Teilen (schmeckt vorzüglich)
Tomaten und Karotten
Tomaten und Spinat
Andere Mischungen (und Cocktails) können nach eigenem Geschmack kombiniert werden.
Abwechslungsweise Sauerampfer, Brennnessel, Schnittlauch, Petersilie, Zwiebeln, zarte Sellerieblätter oder Knollen und andere Kräuter mitpressen.

Beigaben pro Glas (1½–2 dl): etwas Zitronensaft, evtl. etwas Fruchtkonzentrat. Evtl. Leinsamen-, Reis- oder Gerstenschleim. Es können auch andere Blattgemüse oder Salate verwendet werden, z.B. Weisskraut, Kohl, Kopfsalat, Endivien, Feld-(Nüssli)salat, Lattich, Löwenzahn.

Kartoffelsaft
Gut gereinigte, evtl. geschälte Kartoffeln (keine unreifen, angegrünten oder gekeimten) verwenden. Zubereiten wie Karottensaft. Schmeckt nicht sehr angenehm und wird nur nach ärztlicher Vorschrift angewendet.

Schleim als Zusatz zu Säften
Der Schleim wird den Rohsäften zu ⅓ beigemischt; er neutralisiert die Schärfe des Frucht- oder Gemüsegeschmacks, ist aber nur anzuwenden, wenn der Patient auch magenkrank ist. Das Tagesquantum kann einmal täglich zubereitet und in der Thermosflasche bis zum Gebrauch aufbewahrt werden.

Reis- oder Gerstenschleim:
1 gehäuften Teel. Reis- oder Gerstenvollkornmehl mit 2 dl kaltem Wasser anrühren und unter ständigem Rühren 5 Min. kochen. Erkalten lassen.

Leinsamenschleim:
1 Essl. Leinsamen waschen, in 2 dl Wasser 10 Min. kochen, absieben und erkalten lassen.

Birchermüesli

Alle Rezepte sind für 1 Person berechnet.

Das Apfelmüesli
Das Original-Apfelmüesli, wie es Dr. Bircher seinerzeit erfunden und tausendfach erfolgreich an seinen Patienten angewendet hat, ist auch nach unserer langjährigen Erfahrung die beste Diätspeise geblieben.

Am besten eignen sich für das Müesli die sauren, weissfleischigen, saftigen Äpfel, z.B. Kleräpfel, Gravensteiner, Sauergrauech, Menznauer Jäger, Jonathan, Ontario, Rubinette, Glockenäpfel, Braeburn, Topas, Champagner-Reinetten, Cox-Orange.
Bei der Verwendung von trockeneren und faden Apfelsorten kann das Aroma angereichert werden mit etwas frisch abgeriebener Schale von ungespritzten Orangen oder Zitronen oder auch mit Orangensaft oder mit etwas Hagebuttenmus oder frisch geriebenem Ingwer.

Apfelmüesli mit Joghurt oder Sauer- oder Buttermilch
1 Essl. Haferflocken
3 Essl. Wasser
1 Essl. Zitronensaft
2 Essl. Bifidus-Joghurt oder
Bifidus-Sauer- oder Buttermilch
1 Teel. Honig
200 g Äpfel
1 Essl. Haselnüsse oder Mandeln, gerieben

Die Haferflocken 12 Stunden (fürs Frühstück über Nacht) einweichen. Haferflocken mit Joghurt oder Sauermilch und Honig zu glatter Sauce rühren. Die gewaschenen, von Stiel und Fliege befreiten Äpfel auf der Bircherraffel direkt in die Sauce reiben und öfters umrühren, damit das Müesli appetitlich weiss bleibt. Die Nüsse darüber streuen und sofort servieren. Nie stehen lassen.

Varianten: Statt Haferflocken können Weizen-, Reis-, Gerste-, Roggen-, Hirse-, Buchweizen- oder Sojaflocken verwendet werden, evtl. auch mit Hefeflocken gemischt (Anreicherung mit Vitamin B).

Andere Variante: 1 Teel. eingeweichte Haferflocken mischen mit 1 Teel. Getreidekörner (24 Std. in Wasser einweichen, dann auf ein Sieb leeren, kalt abspülen, ganz, geschrotet oder gemixt).

Apfelmüesli mit Mandel- oder Sesampüree (vegan) (Grundrezept)
1 Essl. Haferflocken
3 Essl. Wasser
½ Essl. Zitronensaft
1 Essl. Mandel- oder Sesampüree
1 Essl. Honig
3 Essl. Wasser
200 g Äpfel
1 Essl. Haselnüsse oder Mandeln, gerieben

Haferflocken 12 Stunden einweichen. Zitronensaft, Püree, Honig und Wasser mit dem Schwingbesen zu einer sämigen Sauce rühren, Haferflocken beifügen und Äpfel (wie im Grundrezept beschrieben) daruntermischen. Nüsse darüber streuen, sofort servieren.

Apfelmüesli mit Rahm*
(speziell angereichertes Rezept bei erwünschter Gewichtszunahme. Für Diabetiker ohne Honig und ohne Haferflocken. Für Diabetiker bei fettarmer Kost mit ungezuckerter Kondensmilch)
1 Essl. (8 g) feine Haferflocken
3 Essl. Wasser
½ Essl. Zitronensaft
3–4 Essl. Rahm
1 Essl. Honig
200 g Äpfel
1 Essl. Haselnüsse oder Mandeln, gerieben

Zubereitung wie Grundrezept.

Müesli mit Beeren oder Steinobst
(besonders reich an Vitamin C)
Zubereitung einer Mandel- oder Sesampüree-Sauce oder Joghurt-Sauce.
Zuletzt beifügen:
150–200 g Erdbeeren oder Himbeeren, Heidelbeeren, Johannisbeeren, Cassis oder Brombeeren, mit der Gabel leicht zerdrückt
oder
150–200 g Zwetschgen, Pfirsiche oder Aprikosen, entsteint und durch die Hackmaschine getrieben oder mit dem Messer fein geschnitten.

Müesli mit verschiedenen Früchten
folgende Kombinationen schmecken besonders gut:

Erdbeeren und Himbeeren
Erdbeeren, Himbeeren und Johannisbeeren
Erdbeeren und Äpfel
Brombeeren und Äpfel
Äpfel mit feingeschnittenen Orangen- und Mandarinenschnitzen
Äpfel und Bananen
Äpfel und Pfirsiche
Sauce: Mandelpüree- oder Sesampüree-Sauce oder Joghurt-Sauce.
Nur frische Früchte, keinesfalls Früchte aus der Dose (Fruchtsalat etc.!) verwenden.

Müesli mit getrockneten Früchten
Stehen einmal keine frischen Früchte zur Verfügung, kann man das Müesli auch mit Dörrobst (Äpfel, Aprikosen, Zwetschgen, Birnen) zubereiten. 100 g getrocknete Früchte werden gewaschen, 12 Std. in kaltem Wasser eingeweicht und durch die Hackmaschine getrieben. Mit Mandelpüree- oder Sesampüree-Sauce oder Joghurtsauce vermengen. Bei Dörrobst soll man unbedingt auf gute Qualität ohne Konservierungs- und Bleichmittel achten, sonst könnten Magen- und Darmstörungen auftreten.

Müesli mit Kondensmilch*
Sollten einmal weder Mandel- oder Sesampüree noch Frischjoghurt vorrätig sein, so kann das Müesli auch mit Kondensmilch nach dem Originalrezept zubereitet werden. Nachteil: Die Kondensmilch ist meist gezuckert.

Früchte-Frischkorn-Speisen

Frischkornschrotbrei mit Banane
2 Essl. Getreideschrot
½ Banane
1 Teel. Honig
Zitrone nach Geschmack

Getreideschrot 12 Stunden einweichen, dann mixen. Die Banane mit der Gabel zerdrücken und beifügen. Mit Honig und Zitronensaft abschmecken. Sofort servieren.

Frischkornschrot mit Beeren
1 gestr. Essl. frisch geschrotetes Vollkorn (Weizen, Roggen, Hafer)
1 Essl. Wasser
1 Essl. Honig
Zitronensaft nach Belieben
100 g Beeren (irgendwelcher Art)

Schrot ca. 6 Std. einweichen. Beeren mit dem Holzlöffel zerdrücken oder mixen und zusammen mit Honig und Zitronensaft unter den Schrot mischen.

Frischkornschrot mit Orangensaft
1 gestr. Essl. frisch geschrotetes Vollkorn (Weizen, Roggen, Hafer)
1 Essl. Wasser
1 Essl. Honig
1 dl Orangensaft
1 Essl. geriebene Nüsse

Getreideschrot ca. 6 Std. einweichen. Honig, Orangensaft und Nüsse daruntermischen.
Der Frischkornschrot kann auch ungemixt, nur eingeweicht daruntergemischt werden.

Gekeimte Getreidekörner
Besonders hoher Gehalt an Vitamin E- und B-Gruppe. Wirken allgemein kräftigend.
1. Tag, abends: Körner im Sieb unter dem fliessenden Wasser waschen, in ein Schüsselchen geben. Mit Wasser überdecken. Zimmertemperatur, Ofennähe.
2. Tag, morgens: Abspülen und auf flachem Teller trocken ausbreiten. Zimmertemperatur, Ofennähe.
abends: In das Schüsselchen geben und mit Wasser überdecken. Zimmertemperatur, Ofennähe.
3. Tag, morgens: Abspülen und auf dem Teller trocken ausbreiten.
abends: In das Schüsselchen geben und mit Wasser überdecken. Zimmertemperatur, Ofennähe.
Am 4. Tag sollten die Körner 1–2 cm lange Keime entwickelt haben und sind so genussbereit.

Einfacher ist die Zubereitung gekeimter Getreidekörner in den praktischen Keimapparaten, die in verschiedenen Grössen erhältlich sind.
Gekeimte Getreidekörner eignen sich zur Zubereitung von Müesli, aber auch als Zulage zu Salaten und Rohgemüse.

Kaltschalen

Kaltschale
1 Essl. Honig
1 Teel. Agar-Agar-Pulver
1–1,5 dl Wasser
2 Pfirsiche
oder Beeren
oder Steinobst
oder Kernobst

Honig mit Agar-Agar aufkochen, bis sich das Pulver ganz aufgelöst hat. Pfirsiche fein schneiden und mit etwas Zitronensaft übergiessen, damit sie nicht braun werden. Beeren ganz lassen, Steinobst und Kernobst zerkleinern.
Die Sauce über die frischen Früchte giessen und erkalten lassen.

Milcharten

Mandelmilch
vegetabile Eiweiss-Öl-Nahrung, reich an wertvollen ungesättigten Pflanzenölen, einschleimend, lindernd

1 Essl. Mandelpüree
1 ½ Teel. Honig
1 ½ dl Wasser und
½ dl Obstsaft (bewirkt eine leichte Eindickung)

Mandelpüree und Honig mit dem Schneebesen verrühren und das Wasser tropfenweise zugeben. Zum Schluss den Obstsaft beifügen.

Mandelmilch aus frischen Mandeln
besonders leicht verdaulich

1 ½ Essl. Mandeln, geschält (keine bitteren!)
1 Teel. Honig
1 ½ dl Wasser

Mandeln, Honig und Wasser im Mixer mischen, evtl. zusätzlich passieren.

Pinienkernmilch
sehr reich an leicht verdaulichen, den Stoffwechsel schonenden vegetabilen Ölen und Eiweiss

1 ½ Essl. Pinienkerne, gewaschen
1 Teel. Honig
1 ½ dl Wasser

Zubereiten wie Mandelmilch.

Sesammilch
reich an hochwertigen Fettsäuren

2 dl Wasser (kalt oder warm)
1 gestr. Essl. Sesampüree
1 Teel. Zitronensaft
1 Teel. Honig

Sesampüree und Honig mit dem Schneebesen verrühren und das Wasser tropfenweise zugeben. Zum Schluss den Zitronensaft beifügen.

Sesamrahm
Wie Sesammilch, aber mit weniger Wasserzusatz. Als Rahmersatz bei gekochten Gerichten und bei Desserts.

Sesamfrappé
Wie Sesammilch oder Sesamrahm mit Beigabe von Obstsaft, Süssmost, Obstkonzentraten.

Sojamilch
1 Tasse Sojabohnen
7 Tassen Wasser
1 Essl. Fruchtzucker
Wasser

Sojabohnen waschen und trocknen, in einer Mandelmühle mahlen. 2 Std. einweichen, dann 20 Min. im Einweichwasser unter ständigem Rühren kochen und passieren. Wasser beifügen bis zur Konsistenz der Kuhmilch. Fruchtzucker zugeben und erkalten lassen. Im Reformhaus ist Sojamilch im Tetrapack erhältlich.

Rohgemüse und Salate

Bei der Zubereitung von Rohgemüsen und Salaten beachte man drei Punkte:

1. Frischheit und Qualität
Für alle Diäten und für eine vollwertige Alltagsernährung sollen nur sonnengereifte, biologisch gezüchtete Gemüse und Salate verwendet werden. Sie sind nicht nur gesundheitlich, sondern auch geschmacklich am besten. Heute ist das Angebot aus biologisch geführten Betrieben mit Qualitätsgarantie sehr gross; auch in Supermärkten wird Biogemüse angeboten. Natürlich ist es besonders schön, Gemüse und Salate aus dem eigenen Garten zu gewinnen. Kräuter und Tomaten lassen sich auch auf dem Balkon ziehen. Man wähle junge, zarte Blattsalate

und Wurzelgemüse, nicht gebleicht, ohne welke Blätter oder angefaulte Strünke. Für eine Heildiät ist es besonders wichtig, nur ganz frische und qualitativ erstklassige Pflanzen zu verwenden.
Rohgemüse werden direkt vor dem Essen zubereitet und immer sofort mit der Sauce vermischt. Beim Stehenlassen an der Luft nimmt der Vitamingehalt der zerkleinerten Gemüse und Salate deutlich ab.

2. Gute Reinigung
Biologisch und ohne Jauchedüngung angebaute Gemüse enthalten keine Wurmeier. Trotzdem müssen alle frischen Pflanzen gründlich und sorgfältig gereinigt werden. Dabei ist zu bedenken, dass wasserlösliche Substanzen wie Vitamin C, Vitamine der B-Gruppe und Mineralstoffe im Wasser ausgelaugt werden.

3. Harmonische Zusammenstellung
Jeder Salatteller soll, wenn möglich, aus dem Dreiklang: Wurzel – Frucht – Blatt bestehen. Besonders grüner Blattsalat gehört in der Heildiät immer dazu. Bei den Saucen ist Abwechslung für die verschiedenen Zutaten der Rohkost erwünscht. Ein farblich schön zusammengestellter Salatteller erfreut nebst dem Gaumen auch das Auge und regt den Appetit an. Kleine Garnituren aus Kräutern, Radieschen, jungen Karotten oder Oliven machen das Rohgemüsegericht noch farbenfroher und festlicher. Die Dreizahl sollte jedoch im Alltag pro Mahlzeit nicht überschritten werden; ein übertriebenes Vielerlei kann die Verdauung stören.

Reinigung der Blattgemüse
Bei Kopfsalat, Endivien, Lattich, Eisberg und ähnlichen Grünblattsalaten, bei Weisskraut, Kohl und Rotkraut usw. die Blätter auseinandernehmen und einzeln unter dem laufenden Wasser sorgfältig reinigen. Mehrere Male nachspülen und gut ausschwingen.
Kleinblättrige Salate wie Feld- (Nüssli-) und Schnittsalat, Spinat, Löwenzahn, Kresse, Rucola, Cicorino und Rosenkohl mehrmals in kleinen Portionen durchspülen, Würzelchen und zähe Stiele entfernen.
Chicorée und Cicorino halbieren, äussere Blätter entfernen und gut durchspülen.

Reinigung der Wurzelgemüse
Sellerie, Karotten, Rettich, Radieschen, Randen, Kohlrabi, Schwarzwurzeln. Mit einer Bürste unter dem laufenden Wasser reinigen, schälen und sofort in die fertige Sauce raffeln oder hobeln und gut mischen, damit die Gemüse ihre frische Farbe nicht verlieren.

Reinigung der Gemüsefrüchte
Tomaten waschen und in Schnitze oder Scheiben schneiden. Gurken schälen und kleinschneiden oder hobeln. Biologisch gezogene junge Gurken brauchen nicht geschält zu werden.
Für Salate nur junge, zarte Zucchetti verwenden, gut waschen, nicht schälen, in Ringe oder Stäbchen schneiden.
Grüne und gelbe Peperoni (Paprikaschoten) sind weniger scharf als die roten. Waschen, halbieren, Kerne entfernen und kleinschneiden. Leider stammen heute Peperoni fast ausschliesslich aus Hors-sol-Anbau.
Blumenkohl und Broccoli in grössere Stücke zerlegen, rüsten und gründlich unter laufendem Wasser reinigen.
Stangensellerie waschen, schälen, zähe Teile wegschneiden.
Lauch und Fenchel halbieren, bürsten und unter der Brause waschen.

Salatsaucen

Verwenden Sie die verschiedenen Saucen je nach ärztlicher Vorschrift.

Ölsauce (mild)
1 Essl. Öl (Raps-, Sonnenblumen- oder Olivenöl aus erster Kaltpressung, Distelöl, Baumnussöl)

1 Teel. Zitronensaft oder biol. Obstessig
Knoblauch, gepresst
1 Teel. frische oder 1 Messerspitze
getrocknete Kräuter

Alle Zutaten vermischen und die Sauce sämig schwingen. Sehr schmackhaft wird die Sauce durch einen Spritzer Sojasauce oder Kelpamare.
Diese klassische Salatsauce passt zu allen Blattsalaten (Kopfsalat, Lattich, Kresse usw.) und Fruchtsalaten (Tomaten, Gurken usw.)

Quarksauce*
1 Essl. Magerquark
3 Essl. Buttermilch
½ Teel. Zitronensaft
frische, feingehackte Kräuter

Alle Zutaten mit dem Schwingbesen gut vermischen.
Passt besonders gut zu Wurzelgemüsen (Karotten, Sellerie, Rettich usw.)

Joghurtsauce*
(für die fettarme Diät)
2–3 Essl. Joghurt
einige Tropfen Zitronensaft
evtl. etwas Zwiebeln, gerieben
evtl. Knoblauch, durchgepresst
1 Teel. frische oder 1 Messerspitze
getrocknete Kräuter

Alle Zutaten mit dem Schwingbesen gut vermischen.
Eine erfrischende Sauce zu Kresse oder Spinat, zu Fruchtsalaten (Tomaten, Gurken) und zu Wurzelgemüsen (Kohlrabi, Rettich, Radieschen).

Rahmsauce*
2 Essl. Sauerrahm
1 Teel. Magerquark
1 Teel. Zitronensaft
ganz wenig Pfeffer
1 Teel. frische oder 1 Messerspitze
getrocknete Kräuter

Mit dem Schwingbesen alle Zutaten gut vermischen.
Passt zu fast allen Wurzel- und Fruchtsalaten. Zur Abwechslung kann man den Zitronensaft durch Orangensaft ersetzen, gibt der Rohkost eine neue Note. Zu Sellerie-, Randen- (Rote Bete) oder Chicoréesalat kann man dieser Sauce etwas frisch geriebenen Meerrettich beifügen, schmeckt sehr anregend.

Mandelpüree- oder Sesampüree-Sauce
(mild)
1 Essl. Mandel- oder Sesampüree
3 Essl. Wasser
1 Teel. Zitronensaft
evtl. Knoblauch, durchgepresst
1 Teel. frische oder 1 Messerspitze
getrocknete Kräuter

Sesam- oder Mandelpüree mit dem Wasser langsam glattrühren und dann die übrigen Zutaten dazugeben.
Diese sehr schmackhafte Sauce passt ausgezeichnet zu Wurzelgemüsen.

Mayonnaise klassisches Rezept*
für 4 Personen:
1 Eigelb
1 Essl. Zitronensaft
2 dl Öl
Zwiebel, Kräuter, wenig Kelpamare

Das Eigelb mit einigen Tropfen Zitronensaft gut zerquirlen. Unter gleichmässigem Rühren mit dem Schwingbesen das Öl tropfenweise beifügen. Wird die Mayonnaise zu dick, mit etwas Zitronensaft verdünnen. Zuletzt nach Belieben würzen.

Für 1 Portion:
1 Essl, Mayonnaise
1 Teel. Zitronensaft
1 Teel. frische oder
1 Messerspitze getrocknete Kräuter

Alles gut vermischen.

Mayonnaise aus Soja-Vollkornmehl statt Ei (mild)
(ergibt 6–8 Portionen)
2 Essl. Soja-Vollkornmehl
6 Essl. Wasser
2 dl Öl

Soja-Vollkornmehl und Wasser zu einer glatten Masse verrühren, Öl langsam unter ständigem Rühren mit dem Schwingbesen beifügen.
Die Mayonnaise kann im Kühlschrank ein paar Tage aufbewahrt werden.

Für 1 Portion braucht man:
1 Essl. Mayonnaise
1 Teel. Zitronensaft
evtl. etwas Senf
1 Teel. frische oder 1 Messerspitze getrocknete Kräuter

Alle Zutaten gut vermischen.
Mayonnaise ist eine beliebte Sauce zu vielen Fruchtsalaten und Wurzelgemüsen.

Rohgemüse, gemischt
Chicorée mit Tomatenwürfelchen – Ölsauce oder Mayonnaise
Peperoni und Fenchel – Ölsauce
Fenchel, Chicorée und Tomatenwürfelchen – Mayonnaise*
Fenchel und Karotten – Rahmsauce oder Mayonnaise*
Blumenkohl und Karotten – Rahmsauce oder Mayonnaise*
Tomaten und Peperoni – Ölsauce

Tomaten roh, gefüllt
mit Gurken – Ölsauce
mit Sellerie – Rahmsauce*
mit Blumenkohl – Rahmsauce*

Sauerkrautsalat
Sauerkraut ist ein besonders wertvolles Rohgemüse, vor allem im Winter. Es ist roh leichter verdaulich als gekocht und wirkt galletreibend und desinfizierend. Verwenden Sie nach Möglichkeit das salzarme Bio-Sauerkraut. Eine Beigabe von klein geschnittenem rohem Sauerkraut kann Geschmack und Bekömmlichkeit von gedämpftem Sauerkraut wesentlich verbessern. Für einen Salat wird Sauerkraut gelockert und klein geschnitten, mit einigen Kümmelkörnern oder gemahlenem Kümmel, 3–4 zerkleinerten Wacholderbeeren, gehackter Zwiebel und einem in kleine Streifen geschnittenen Apfel oder kleingewürfelter frischer Ananas vermischt. Als Sauce wählt man Ölsauce. Dazu passen besonders gut Ackersalat (Rapünzchen) und ein rohes Wurzelgemüse.

Gemixte – pürierte Rohgemüse
Schreibt der Arzt „pürierte Kost“ vor, so können gewisse Rohgemüse im Mixer zusammen mit der Sauce gemixt werden. Dies als Übergang von saftförmiger zu normaler Rohgemüsenahrung. Die pürierten Gemüse müssen sofort nach dem Mixen löffelchenweise genossen werden.

Beispiele:
1 Tomate 70 g,
1 Handvoll Spinat 30 g,
1 kleine Karotte 70 g,
eine Messerspitze Majoran,
mit Ölsauce

1 Tomate 70 g,
1 Handvoll Kopfsalat 20 g,
1 kleines Stück Sellerie 20 g,
mit Ölsauce
(als Gewürz Liebstöckel)

Randen (rote Bete) 30 g,
Zucchetti 40 g,
Kopfsalat 20 g,
mit Rahmsauce
(als Gewürz Dill)*

Sellerie 40 g,
Karotten 40 g,
Spinat 20 g,
Mandelpüreesauce
(als Gewürz Rosmarin).

Vorschläge für passende Saucen zu Salaten und Rohgemüse

Kopfsalat	nicht zerkleinern	Ölsauce	Schnittlauch, Zwiebel
Schnittsalat	nicht zerkleinern	Ölsauce	Schnittlauch, Zwiebel
Endivien	1 cm breite Streifen schneiden	Ölsauce	Zwiebel, Petersilie
Feldsalat	nicht zerkleinern	Ölsauce	Zwiebel, Petersilie
Kresse	nicht zerkleinern	Joghurtsauce	Schnittlauch
Spinat	½ breite Streifen schneiden	Joghurtsauce	Pfefferminze
Kohlsalate: Weisskraut, Sauerkraut, Rosenkohl, Wirsing	hobeln, in feine Streifen schneiden	Ölsauce oder Mayonnaise	Liebstöckel, Thymian, Bohnenkraut, Kümmel
Tomaten	in Scheiben oder Würfel schneiden	Ölsauce oder Joghurtsauce	Basilikum, Thymian, Origano
Gurken	hobeln	Ölsauce	Dill
Fenchel	mit Messer fein schneiden	Rahmsauce oder Ölsauce	Dill, Schnittlauch, Petersilie
Peperoni	in feine Streifchen schneiden	Ölsauce oder Mayonnaise	Schnittlauch
Rettich	hobeln oder raffeln	Quarksauce	Schnittlauch, Petersilie
Radieschen	hobeln oder fein schneiden	Joghurtsauce	Schnittlauch, Petersilie
Stangensellerie	fein schneiden	Ölsauce oder Mandelpüreesauce	Schnittlauch, Thymian
Zucchetti	auf grober Raffel raffeln oder in Scheiben schneiden	Ölsauce oder Mandelpüreesauce	Dill, Borretsch, Basilikum
Rübchen	fein raffeln	Joghurt- oder Orangensauce	Schnittlauch, Liebstöckel
Sellerie	fein raffeln	Rahmsauce	Ingwer
Randen	fein raffeln	Rahmsauce	Meerrettich
Blumenkohl, Broccoli	Röschen kurz abschneiden, Storzen raffeln	Knoblauchsauce	Schnittlauch
Chicorée	1 cm breite Streifen schneiden	Rahmsauce	Estragon, Petersilie
Topinambur	raffeln	Mayonnaise	Majoran, Thymian
Kohlrabi	hobeln oder raffeln	Joghurtsauce oder Rahmsauce	Thymian, Liebstöckel
Rotkraut	hobeln oder fein schneiden	Mandelpüreesauce	etwas geraffelter Apfel, Kümmel, Liebstöckel

Schnittlauch, Petersilie und Zwiebeln können nach Geschmack und mit Mass jedem Rohgemüse zugefügt werden.

Gekochte Speisen

Diese Speisen werden nach der ersten Heilungsphase, d.h. nach den ersten beiden Diätstufen der Rohkost angewendet. Dabei muss weiterhin jede Mahlzeit unbedingt mit Rohkost begonnen werden. Auch sollen, besonders in den Sommermonaten, wo dies leicht fällt, immer wieder Frischsaft- und Rohkosttage eingeschaltet werden. Die nachfolgende Kochkost soll in der Menge nicht mehr als ⅓ der zuvor genossenen Rohkost ausmachen.

Rezepte, die tierisches Eiweiss und Fett enthalten sind mit einem Stern bezeichnet (*). Geht es um die Verhütung neurodegenerativer Krankheiten, dürfen auch diese angewandt werden. Leidet jemand aber bereits an einer neurodegenerativen Krankheit, so sollen diese nicht zubereitet werden, da dann die tierischen Fette und Eiweisse gemieden werden müssen. Rahm kann durch etwas Sojarahm ersetzt werden oder etwas Mandelpüree.

Der Knoblauch, als ganz wichtige Zutat, wird vor allem in der Rohkost angewendet, da er durch das Erhitzen einen grossen Teil seiner Wirkung verliert und die Rezepte mit Zwiebeln besser schmecken.

Jede Mahlzeit soll mit Obst und Nüssen begonnen werden. Das Frühstück und Abendessen sollen klein und möglichst frugal bleiben, wie bei der 1. und zweiten Diätstufe der Rohkost.
Man sollte nur während dem Essen der Früchte trinken, zudem zwischen den Mahlzeiten immer wieder. Trinkt man zu den Früchten, gelangt das Obst direkt in den Zwölffingerdarm und fördert dadurch die Verdauung und die Bildung der richtigen Darmflora.

Die Rezepte für gekochte Speisen entsprechen der sehr erfahrenen und geschätzten Kochkunst der Bircher-Benner Klinik. Sie schmecken besonders fein und sind bekömmlich. Sie entsprechen einer Vollwertkost, wie sie von Dr. Maximilian Bircher-Benner angegeben wurde, der auch den Begriff Vollwertkost geprägt hat. Die Kochzeiten sind ohne Dampfkochtopf bzw. Steamer angegeben und verkürzten sich bei deren Verwendung auf ca. ⅓ bis ¼. Deren Verwendung ist sehr zu empfehlen.

Rezepte für gekochte Speisen:

Suppen

Diese Rezepte sind für 1 Person berechnet

In den folgenden Suppen- und Gemüserezepten wird sehr viel Gemüsebrühe verwendet. In einem kleinen Haushalt lohnt es sich jedoch nicht, täglich frische Gemüsebrühe zuzubereiten. Stattdessen kann man gewöhnliches Wasser und zum Würzen vegetabile Gemüsebouillonwürfel (auch salzfrei) oder -pasten verwenden.
Wenn eine Weizenallergie besteht, soll das in den Rezepten angegebene Vollkornmehl durch Reis-, Hirse- oder Hafermehl ersetzt werden.

Gemüsebrühe

als einzige Ausnahme ist dieses Rezept für 4 Personen berechnet

1 Essl. Reform-Nussmus oder Olivenöl
1 Zwiebel
2 Karotten
1 kleiner Sellerie (150 g)
Kohl, Mangoldblätter
1 Lauchstengel
3–4 l Wasser
½ Lorbeerblatt
1 Prise Steinsalz
Liebstöckel, Basilikum oder
andere vorzugsweise frische
oder getrocknete Kräuter

Zwiebel mit der braunen Schale halbieren und Schnittfläche im heissen Fett goldgelb rösten. Die kleingeschnittenen Gemüse beifügen und mindestens ¼ Std. zugedeckt auf kleiner Flamme dämpfen. Mit dem Wasser ablöschen und 2 Stunden auf kleiner Flamme kochen. Nach Belieben würzen.

Gemüsebouillon
3 dl Gemüsebrühe
evtl. wenig Steinsalz
10 g Nussmus oder Olivenöl
Petersilie, Schnittlauch, frischgehackte Kräuter

Die nach obigem Rezept zubereitete Gemüsebrühe über Nussmus oder Pflanzenfett und Kräuter anrichten. Evtl. mit wenig Steinsalz nachwürzen.

Griessklösschen*
10 g Butter
1 ½ Essl. feiner Griess
½–1 Ei
1 Prise Steinsalz
Majoran, Muskat
6 dl Gemüsebrühe

Die Butter schaumig rühren. Griess und Ei mit der Butter gut vermengen, Salz und Gewürze beifügen und ½ Stunde ruhen lassen. Mit einem Kaffeelöffelchen Klösschen formen, diese in die kochende Gemüsebouillon geben und 15 bis 20 Minuten leicht ziehen lassen.

Reissuppe, klare
½ Essl. Olivenöl oder Reform-Nussmus
etwas gehackte Zwiebel
1 kleine Karotte
etwas Sellerie und Lauch
1 Essl. Reis
1 Prise Steinsalz
6 dl Gemüsebrühe
Schnittlauch

Zwiebel, feingeschnittene Gemüse und Reis zusammen dämpfen. Heisse Gemüsebrühe zufügen und 15–20 Minuten kochen. Über feingeschnittenen Schnittlauch und Pflanzenfett anrichten.

Reissuppe, gebundene
½ Essl. Reform-Nussmus oder Olivenöl
etwas Sellerie
1 kleine Karotte
etwas Lauch
1 Essl. Reis
½ Essl. Vollkornmehl
6 dl Gemüsebrühe oder Wasser
Liebstöckel, Petersilie, Basilikum, Majoran
evtl. wenig Sojasauce
½ Essl. Rahm* oder Sesamrahm (Rezept Seite 111)
Schnittlauch

Die feingeschnittenen Gemüse im Fett dünsten. Das Vollkornmehl darüber streuen, mit der Gemüsebrühe ablöschen und 30 Minuten kochen. Würzen mit Sojasauce und den Kräutern. Rahm oder Sesamrahm und feingeschnittenen Schnittlauch in die Suppenschüssel geben, die Suppe darüber anrichten.

Hafercremesuppe
½ Essl. Reform-Nussmus oder Olivenöl
2 Essl. feine oder grobe Haferflocken
6 dl Gemüsebrühe
etwas Sellerie
½ Essl. Rahm* oder Sesamrahm (Rezept Seite 111)
evtl. wenig Miso, Schnittlauch,
evtl. Muskat oder Kümmel

Haferflocken mit oder ohne Pflanzenfett kurz andämpfen, Gemüsebrühe und Sellerie beifügen. Feine Haferflocken 10 Minuten, grobe mindestens 20 Minuten leise köcheln lassen. Nach Belieben würzen. Rahm oder Sesamrahm und Schnittlauch in die Suppenschüssel geben und die passierte Suppe darüber anrichten.

Hafergrützsuppe
½ Essl. Reform-Nussmus oder Olivenöl
2 Essl. Hafergrütze
etwas Zwiebel, gehackt
8 dl Wasser oder Gemüsebrühe
etwas Sellerie, in feine Würfelchen geschnitten
1 Prise Steinsalz oder wenig Miso
Schnittlauch, Petersilie, Majoran oder Borretsch

Zwiebel und Grütze mit oder ohne Pflanzenfett dünsten. Gemüsebrühe sowie Sellerie beifügen und 45–60 Minuten kochen. Nach Belieben mit wenig Steinsalz oder Miso würzen. Kräuter in die Suppenschüssel geben und die fertige Suppe darüber anrichten.

Tomatensuppe
½ Essl. Reform-Nussmus oder Olivenöl
etwas Zwiebel, Sellerie und Lauch
1 kleine Karotte
1 Knoblauchzehe
1 Tomate
1 Essl. Vollkornmehl
6 dl Gemüsebrühe
1 Prise Steinsalz
evtl. etwas Tomatenpüree
1 Prise Fruchtzucker
Rosmarin, Oregano
5 g Reform-Nussmus
½ Essl. Rahm* oder Sesamrahm (Rezept Seite 111)
Schnittlauch

Kleingeschnittene Gemüse mit oder ohne Pflanzenfett dämpfen, zuletzt die Tomate beifügen. Vollkornmehl darüberstreuen und mit Gemüsebrühe ablöschen. ½ Stunde köcheln, dann passieren. Gewürze und evtl. etwas Tomatenpüree beifügen. Nussmus oder Olivenöl und evtl. etwas Rahm in die Suppenschüssel geben und die fertige Suppe darüber anrichten. Mit kleingeschnittenem Schnittlauch bestreuen. Nach Wunsch 1 Essl. Reis als Einlage in die Suppe geben oder fettlos geröstete Brotwürfelchen darüberstreuen.

Sommerliche Tomatensuppe
4 reife Sommertomaten
1 Prise Fruchtzucker
1 Prise Steinsalz
1 Essl. Rahm* oder Sesamrahm (Rezept Seite 111)

Die Tomaten in Stücke schneiden, kurz aufkochen, würzen und passieren. Rahm oder Sesamrahm dazugeben und die Suppe lauwarm oder kalt servieren.

Verschiedene Gemüsesuppen (Karotten, Spinat, Broccoli, Blumenkohl)
½ Essl. Reform-Nussmus oder Olivenöl
etwas gehackte Zwiebel
1 ½ Essl. Vollkornmehl
1 Prise Stein
6 dl Gemüsebrühe
1 Essl. Rahm* oder Sesamrahm (Rezept Seite 111)
Gemüse: 1 kleingeschnittene Karotte oder 1 kleine Tasse Spinat, gemixt oder fein gehackt, kleingehackter Broccoli oder Blumenkohl (einige Röschen separat kochen und zurückbehalten)

Zwiebel und Karotten oder Broccoli oder Blumenkohl mit oder ohne Olivenöl dämpfen, Vollkornmehl darüberstreuen und leicht mitdämpfen. Mit Gemüsebrühe ablöschen und 20–40 Minuten köcheln. Bei der Spinatsuppe zum Schluss den Spinat beifügen und nicht mehr kochen. Die fertige Suppe über den Rahm oder Sesamrahm in der Suppenschüssel anrichten. Bei der Broccoli- und Blumenkohlsuppe die zurückbehaltenen Röschen beifügen.
Würzen: Für die Karottensuppe Selleriekraut oder Liebstöckel, Rosmarin oder Majoran, 1 Teel. Kümmel.
Für die Spinatsuppe einige Pfefferminzblätter, Petersilie, Schnittlauch, 1 Prise Muskat.
Für die Broccoli- und Blumenkohlsuppe wenig Basilikum, Petersilie, Schnittlauch, Estragon.

Kerbelsuppe*
½ Essl. Reform-Nussmus oder Olivenöl
etwas Zwiebel
1 mittlere Kartoffel, in Würfel geschnitten
½ Essl. Vollkornmehl
5 dl Gemüsebrühe
1 Prise Steinsalz
1 Essl. Kerbel, gehackt
½ Essl. Rahm* oder Sesamrahm (Rezept Seite 111)

Zwiebel mit oder ohne Pflanzenfett anziehen lassen. Kartoffel beifügen, Vollkornmehl darüberstreuen und mit Gemüsebrühe ablöschen, salzen. ½ Std. kochen und passieren. Kerbel und Rahm oder Sesamrahm in die Suppenschüssel geben, Suppe darüber anrichten.

Kartoffelsuppe
½ Lauch, in feine Streifchen geschnitten
½ Karotte, in feine Rädchen geschnitten
½ Essl. Vollkornmehl
5 dl Gemüsebrühe
1 mittlere Kartoffel, kleingeschnitten
1 Prise Steinsalz oder wenig Miso
Basilikum, Majoran
1 Essl. Rahm* oder Sesamrahm (Rezept Seite 111)

Lauch und Karotte in wenig Gemüsebrühe dämpfen. Vollkornmehl darüberstreuen, mit der Gemüsebrühe ablöschen. Kartoffel beifügen und weichkochen. Würzen. Basilikum, Majoran und evtl. Rahm oder Sesamrahm in die Suppenschüssel geben und die fertige Suppe darüber anrichten.

Minestra
½ Essl. Reform-Nussmus oder Olivenöl
2 Essl. Lauch
etwas Zwiebel, feingehackt
einige Sellerieblätter
½ Teller Mangoldblätter
7 dl Wasser oder Gemüsebrühe
1 Essl. Liebstöckel oder Thymian
½ Knoblauchzehe, ausgepresst
Basilikum, Petersilie, Schnittlauch
1 Prise Steinsalz
15 g Teigwaren oder Reis
5 g Nussmus oder 1 Teelöffel Olivenöl

Zwiebel, Lauch, Sellerieblätter und Mangold, alles kleingeschnitten, langsam dämpfen. Gemüsebrühe beifügen, würzen und ½ Std. kochen. Teigwaren oder Reis 15–20 Minuten mitkochen. Zum Verfeinern Nussmus oder Olivenöl beifügen.

Gemüse

Spinat, gehackt
¼ l Gemüsebrühe
200 g Spinat (dicke Stiele entfernen)
¼ Knoblauchzehe, durchgepresst
1 Prise Steinsalz
Pfefferminzblätter, Salbei
1 Tasse roher Spinat
evtl. etwas frische Butter* oder Reform-Nussmus

Spinat in der Gemüsebrühe kurz abwellen, abgiessen, hacken, wiegen oder mixen. Spinat in die Pfanne zurückgeben und heiss werden lassen. Knoblauch, Salz und Kräuter beifügen. Den rohen Spinat sehr fein wiegen oder mixen, vor dem Anrichten beifügen und etwas frische Butter, Olivenöl oder Nussmus dazugeben.

Spinat, ganze Blätter (en branches)
300 g Spinat (dicke Stiele entfernen, den gröberen Winterspinat evtl. zuerst abwellen)
1 Essl. Pinienkerne
evtl. 1 Essl. Rosinen
1 Prise Steinsalz
Pfefferminzblätter, Salbei, Petersilie
evtl. etwas flüssige Butter* oder Reform-Nussmus oder Olivenöl

Spinat nicht zugedeckt auf kleiner Flamme mit ganz wenig Wasser dünsten. Pinienkerne, Gewürze und evtl. Rosinen beifügen und noch kurz weiterdämpfen. Zum Schluss evtl. flüssige Butter, Nussmus oder Olivenöl daruntermischen.

Lattich
1 Lattich
1 l Wasser
etwas Zwiebel, gehackt
½ Essl. Reform-Nussmus oder Olivenöl
1 dl Gemüsebrühe
1 Prise Steinsalz
2 Essl. Rahm* oder Sesamrahm (Rezept Seite 111)

Lattich halbieren, im Wasser halbweich kochen, abtropfen lassen, zusammenlegen und in feuerfeste Form geben. Zwiebel im Nussmus oder Olivenöl anziehen lassen und über das Gemüse verteilen. Gemüsebrühe und Steinsalz beifügen und 30–40 Min. im Ofen schmoren. 5 Min. vor dem Anrichten den Rahm oder Sesamrahm darübergiessen.

Chicorée gedämpft
2 Stangen Chicorée
½ Essl. Reform-Nussmus oder Olivenöl
3 Essl. Gemüsebrühe
1 Prise Meersalz
Majoran, Thymian

Chicoréestangen halbieren und in die Pfanne einschichten. Erwärmtes Nussmus oder Olivenöl sowie Gemüsebrühe über die Chicorée geben, würzen und zugedeckt auf kleiner Flamme ½ Std. dämpfen. Zum Schluss zerlassenes Nussmus oder etwas Olivenöl über das angerichtete Gemüse verteilen.

Stangensellerie
3–4 Stangen Stangensellerie
½ Zwiebel, gehackt
etwas Apfel, fein geschnitten
1 dl Gemüsebrühe
1 Teel. Mandelpüree
1 Prise Steinsalz oder
wenig Sojasauce
Selleriekraut

Die in 8 cm lange Stücke geschnittenen Stangensellerie in eine Pfanne legen. Zwiebel und Apfel ohne Fett leicht andünsten und darüber verteilen. Gemüsebrühe und Mandelpüree beifügen und ½ bis ¾ Std. weichkochen. Würzen.

Überbackener Fenchel mit Frischkäse-Crème*
1 grösserer oder 2 kleine Fenchel
1 Prise Steinsalz
Pfeffer
einige Tropfen Zitrone
1 Frischkäse

Fenchel vierteln und in wenig Wasser halbweich dämpfen. Die einzelnen Lagen des Fenchels auseinanderziehen und in eine feuerfeste Form legen. Mit Zitronensaft beträufeln, leicht salzen und pfeffern. Den Frischkäse mit 2 Esslöffeln Fenchelsud verrühren und auf dem Gemüse verteilen. Im heissen Ofen überbacken.

Gemüsecurry
1 Essl. Olivenöl
1 Frühlingszwiebel
200 g Gemüse (z.B. Lauch, Karotten, Zucchetti, Spargel)
½ Teel. Vollkornmehl
1 Messerspitze (oder mehr, je nach Geschmack) Curry
½ Teel. Gemüsebrühe
½ Orange
1 Teel. Sultaninen
1 Prise Vollzucker
1 Prise Steinsalz, Pfeffer

Die in feine Ringlein geschnittene Frühlingszwiebel im leicht erwärmten Öl anziehen lassen. Mehl und Curry darüberstreuen und mit der Gemüsebrühe ablöschen. Die kleingeschnittenen Gemüse zugeben und zugedeckt ca. 15 Minuten dämpfen. Von der Orange zwei, drei Schnitze zurückbehalten, den Rest auspressen und die Sultaninen im Saft einlegen. Wenn das Gemüse weich ist, Sultaninen und Orangensaft beigeben, heiss werden lassen und mit etwas Zucker, Salz und Pfeffer abschmecken. Anrichten und die Schnitze darüber verteilen.

Karotten gedämpft
3–4 Karotten
1 dl Gemüsebrühe
1 Teel. Mandelpüree
je 1 Prise Fruchtzucker und Steinsalz
Majoran, Thymian, Rosmarin
Petersilie

Die in Scheiben oder Stengelchen geschnittenen Karotten in der Gemüsebrühe 30–45 Min. dämpfen, evtl. das Mandelpüree beigeben. Würzen. Zum Schluss die gehackte Petersilie darüberstreuen.

Erbsen und Karotten
½ Essl. Reform-Nussmus oder Olivenöl
100 g frische süsse Erbsen, enthülst
1 dl Gemüsebrühe
Majoran, Thymian, Liebstöckel,
Petersilie, Schnittlauch
150 g in Scheiben geschnittene Karotten, nach dem obigen Rezept für gedämpfte Karotten zubereitet.

Erbsen kurz im Nussmus oder Olivenöl dünsten, Gemüsebrühe beifügen, weich kochen. Würzen. Karotten und Erbsen mischen oder auf der Platte abwechslungsweise anrichten.

Kefen (Zuckererbsen) gedämpft
200 g Kefen
1 dl Gemüsebrühe
1 Prise Steinsalz
1 Prise Vollzucker
etwas Petersilie oder Liebstöckel
Reform-Nussmus oder Olivenöl

Kefen und Kräuter in der Gemüsebrühe zugedeckt ½ bis ¾ Std. dämpfen. Würzen und beim Anrichten Nussmus bzw. Olivenöl darübergeben.

Grüne Bohnen mit Tomaten
½ Essl. Reform-Nussmus oder Olivenöl
½ Zwiebel
250 g Bohnen
wenig Knoblauch
Bohnenkraut, Petersilie
1–2 Tomaten
1 Prise Steinsalz
etwas Kümmel, Majoran, Liebstöckel

Die gehackte Zwiebel im Reform-Nussmus bzw. Olivenöl dünsten. Die Bohnen, die in kleine Würfel geschnittenen Tomaten und die Kräuter beifügen und ca. 1 Stunde dämpfen, wenn nötig etwas Wasser zugeben. Würzen.

Sellerie, gedämpft
½ Essl. Reform-Nussmus oder Olivenöl
½ Zwiebel
½ Sellerie
1 dl Gemüsebrühe
1 Prise Steinsalz
etwas Zitronensaft, Majoran
1 Teel. Mandelpüree
feinste Apfelscheibchen, Nüsse

Die gehackte Zwiebel im Nussmus bzw. Olivenöl dünsten. Den in kleine viereckige Scheiben geschnittenen Sellerie mit der Gemüsebrühe beifügen und in ½ bis ¾ Std. weichkochen. Würzen. Zum Verfeinern Mandelpüree beifügen und nach Wunsch auch einige Apfelscheibchen mitdämpfen. Zum Schluss mit gehackten Nüssen bestreuen.

Tomatengemüse
4–5 Tomaten
½ Essl. Reform-Nussmus oder Olivenöl
½ Zwiebel
Fruchtzucker
1 Prise Steinsalz
ein wenig Knoblauch
Rosmarin, Majoran, Basilikum
evtl. 1 Essl. Maismehl (Maizena)
Petersilie oder Schnittlauch oder Dill

Zwiebel und Fruchtzucker im Nussfett bzw. Olivenöl in der Bratpfanne leicht bräunen. Die Tomaten mit kochendem Wasser überbrühen und schälen, in Stücke schneiden, zu den Zwiebeln geben und mitdämpfen, bis sie etwas eingekocht sind. Knoblauch und Gewürze beifügen und fertig kochen; zum Binden das Maismehl daruntermischen. Über die angerichteten Tomaten reichlich gehackte Petersilie oder andere Kräuter streuen.

Tomaten gedämpft
2–3 Tomaten
1 Prise Steinsalz
10 g Reform-Nussmus oder Olivenöl
¼ Zwiebel, gehackt
Provence-Kräuter (Basilikum, Rosmarin, Thymian, Salbei)
Petersilie

Die Zwiebel ohne Fett leicht anziehen lassen. Die halbierten Tomaten auf ein eingefettetes Blech oder in die feuerfeste Form legen. Kleine Stücklein Nussmus oder mit dem Pinsel etwas Olivenöl auf jede Tomatenhälfte geben, ebenso die gedünstete Zwiebel und die Kräuter darüber verteilen. Im Ofen kurz dämpfen.
Nach Belieben werden einige Tomaten gemixt oder ganz fein gehackt, mit Rahm* vermischt, rasch aufgekocht und über die angerichteten Tomaten verteilt.

Tomaten à la Provençale
2 Tomaten
1 Prise Steinsalz
1 Essl. gehackte Petersilie
1 Essl. Paniermehl (Brösel)

Tomaten halbieren, mit Steinsalz bestreuen, auf ein Blech geben. Paniermehl und Petersilie mischen und mit einem Löffel auf die Tomaten verteilen. Im Ofen 15 Min. backen.

Zucchetti-Tomatengemüse
½ Essl. Reform-Nussmus oder Olivenöl
½ Zwiebel, gehackt
300 g Zucchetti
50 g Tomaten
1 Prise Steinsalz
Knoblauch, Rosmarin. Majoran, Thymian, Basilikum
Petersilie, Schnittlauch, Dill
evtl. etwas Maismehl (Maizena)
1 Teel. Mandelpüree

Zwiebel im Pflanzenfett anziehen lassen. Zucchetti in Würfel schneiden, Tomaten schälen und ebenfalls in Würfel schneiden. Beide Gemüse zugeben und weich schmoren. Würzen. Falls sich zu viel Flüssigkeit gebildet hat, wird etwas angerührtes Maismehl und 1 Teel. Mandelpüree zuletzt beigefügt.

Peperoni, grüne, gelbe oder rote
Sie eignen sich sehr gut als Beigabe zu anderen Gerichten.
150–200 g Peperoni
½ Essl. Reform-Nussmus oder Olivenöl
½ Zwiebel, gehackt
1 Prise Steinsalz
Knoblauch, Rosmarin, Majoran, Thymian, Basilikum, Petersilie

Peperoni in Streifen schneiden und zusammen mit Zwiebel, Kräutern und Gewürzen in der Bratpfanne im Nussmus bzw. Olivenöl zugedeckt ½ Std. dämpfen.

Ratatouille
50 g Peperoni
100 g Zucchetti
50 g Auberginen
1 Tomate
½ Zwiebel, gehackt
wenig Knoblauch
1 Essl. Reform-Nussmus oder Olivenöl
1 Prise Steinsalz
Rosmarin, Majoran, Thymian, Basilikum, Petersilie

Peperoni, Zucchetti, Auberginen und Tomate (geschält) in Würfel schneiden. Zwiebel und Knoblauch im Nussmus bzw. Olivenöl dämpfen, Gemüse beigeben und 1 Std. zugedeckt dämpfen. Würzen. Wenn zu viel Saft entsteht, abgedeckt einkochen lassen.

Auberginen
Die Auberginen waschen, evtl. schälen
1 Essl. Reform-Nussmus oder Olivenöl
400–500 g Aubergines
evtl. etwas Gemüsebrühe
Steinsalz
1–2 Tomaten

Die in Würfelchen geschnittenen Auberginen im Nussmus bzw. Olivenöl dünsten und weichdämpfen, leicht salzen. Mit einigen Tomatenhälften oder mit etwas Tomatengemüse garnieren.

Artischocken
1 Artischocke
¾ l Wasser
1 Essl. Zitronensaft
1 Prise Steinsalz

Die Stengel dicht an den Artischocken abschneiden. Die untersten harten Blätter entfernen und die Spitzen abschneiden. Halbieren und Blüte herausschneiden, unter dem laufenden Wasser waschen und Schnittfläche mit Zitronensaft einreiben. Wasser zum Kochen bringen, Zitronensaft und Steinsalz beifügen und die Artischocke darin weichkochen, ca. ¾ Std. Abtropfen lassen und auf warmer, mit Serviette belegter Platte anrichten. Mit Vinaigrette (Rezept Seite 131) servieren.

Spargeln
½ Bund Spargeln
1 l Wasser
1 Prise Steinsalz
Wenig geriebener Käse*
Nussmus bzw. Olivenöl

Die Spargeln waschen und grosszügig schälen. Grüne Spargeln kann man fast ganz belassen. Wasser zum Kochen bringen, die Spargeln in 20–30 Min. weichkochen (grüne brauchen viel weniger lang), mit dem Schaumlöffel herausnehmen und auf einer mit Serviette belegten Platte anrichten. Geriebenen Käse* darüberstreuen und mit flüssigem Nussmus bzw. etwas Olivenöl begiessen.
Als Variante Sauce Vinaigrette (siehe Rezept Seite 131) dazu servieren.

Blumenkohl oder Broccoli
(nur aus biologischem Anbau)
1 kleiner Blumenkohl oder
Broccoli (250 g)
1 Teel. Reform-Nussmus bzw. Olivenöl
1 Knoblauchzehe
1 dl Gemüsebrühe
1 Prise Steinsalz, Pfeffer
Pinienkerne oder Mandelsplitter

Blätter und Strunk unter der Blume abschneiden. Strunk schälen und in grössere Stücke schneiden, Blume in Röschen teilen. Die gehackte Knoblauchzehe im Nussmus oder Olivenöl hell dünsten, Blumenkohl oder Broccoli beifügen und kurz mitdünsten. Mit der Gemüsebrühe ablöschen und etwa 5 Minuten köcheln lassen. Mit wenig Salz und Pfeffer würzen. Pinienkerne oder Mandelsplitter ohne Fett kurz in der Bratpfanne rösten und über das Gemüse verteilen.

Kohl oder Weisskraut, gedämpft
(gekochten Kohl bei Blähsucht meiden, roh bläht er nicht, alle Kohlarten gut kauen, roher Kohlsaft ist stets erlaubt, da er nicht bläht!)
½ Essl. Reform-Nussmus oder Olivenöl
½ Zwiebel, gehackt
250 g jungen Kohl
1 dl Gemüsebrühe
Muskat, Kümmel, 1 Prise Steinsalz
Basilikum oder Liebstöckel

Zwiebel im Nussmus bzw. Olivenöl dünsten, den in 2 cm Streifen geschnittenen Kohl beifügen, dämpfen, bis das Gemüse zusammenfällt. Mit Gemüsebrühe ablöschen und auf kleinem Feuer ½ Std. weichkochen. Würzen.
Grüner, ausgewachsener Kohl muss zuerst kurz in Wasser abgewellt werden.

Rotkraut
(bei Blähsucht meiden)
½ Essl. Reform-Nussmus oder Olivenöl
250 g Rotkraut
½ Essl. Zitronensaft
½ Apfel
½ Essl. Reis
1 dl Gemüsebrühe
½ dl Traubensaft oder Süssmost
1 Apfel
etwas Butter*
1 Prise Steinsalz

Das feingehobelte Rotkraut im Pflanzenfett dünsten. Zitronensaft, den in feine Scheibchen geschnittenen Apfel sowie den Reis dazugeben und weiterdünsten. Mit Gemüsebrühe und Traubensaft oder Süssmost ablöschen und auf kleiner Flamme zugedeckt 1 – 1 ½ Stunde weichdämpfen. Den zweiten Apfel schälen, in Schnitze schneiden, mit Butter bestreichen und auf einem Blech im Ofen schmoren. Zur Garnitur des angerichteten Rotkrauts.

Salate von gekochten Gemüsen

Karotten, Sellerie. Randen (Rote Bete), Bohnen, Blumenkohl, Broccoli, Zucchetti, Mangold oder Krautstiele eignen sich besonders gut für diese Salate.
Die Gemüse werden in Gemüsebrühe oder Wasser weichgekocht, abgetropft und kleingeschnitten (Würfelchen, Scheibchen, Röschen, Streifen). Mit Salatsauce oder mit Vinaigrette oder Mayonnaise* anmachen. Als Gewürz Zwiebeln und gehackte Kräuter.

Kartoffelsalat
200 g Kartoffeln
½ dl Gemüsebrühe
1 Essl. Mayonnaise oder
Mayonnaise aus Soja-Vollkornmehl
statt Ei (Rezept Seite 114)*
½ Essl. Zwiebeln, gehackt
Borretsch, Schnittlauch, Petersilie,
Zitronenmelisse, Majoran, Thymian, Dill

Die Kartoffeln im Dampftopf weichkochen, noch heiss schälen und in Scheiben schneiden. Die heissgemachte Gemüsebrühe darübergiessen und etwas stehen lassen, dann die Mayonnaise* daruntermischen. Mit Zwiebel und Kräutern würzen. Anstelle von Mayonnaise kann man Öl, Zitronensaft und Rahm gut zerquirlen und mit den Kartoffeln vermischen.

Kartoffelsalat mit Gurken
1 grosse Kartoffel
¼ Gurke
2 Essl. Joghurtsauce (Rezept Seite 113)*
½ Knoblauchzehe
Dill oder Borretsch, Schnittlauch,
Petersilie, Zwiebel

Die Kartoffel wie oben beschrieben vorbereiten. Die geschälte Gurke auf grober Raffel raffeln und dazugeben. Mit Joghurtsauce vermischen und mit Zwiebel und Kräutern würzen.
Vor dem Anrichten die Salatschüssel mit der Knoblauchzehe ausreiben.

Salade niçoise*
1 gekochte Kartoffel
1 kleine Tomate
Radieschen
einige Gurkenscheiben
1 hartgekochtes Ei*
1 Essl. Öl
½ Essl. Zitronensaft
1 Prise Steinsalz
Petersilie, Schnittlauch oder Dill,
Zitronenmelisse, Borretsch
einige Kopfsalatblätter

Kartoffel, Tomate, Radieschen und das Ei in Scheiben schneiden und zusammen mit den Gurkenscheiben mit der Salatsauce aus Öl, Zitronensaft, Steinsalz und Kräutern anmachen. Direkt vor dem Servieren die Kopfsalatblätter in breite Streifen schneiden und mit dem Salat vermischen oder den Salat auf die Kopfsalatblätter anrichten.

Gemüsesülzchen
2 ½ dl Gemüsebrühe
2 g Agar-Agar
einige Tropfen Zitronensaft
etwas Steinsalz
frische Gurkenscheiben
Tomatenwürfelchen
gekochte Broccoliröschen
gekochte Erbsen
gekochte, kleingeschnittene Bohnen

Agar-Agar ist ein pflanzliches Gallertpulver, das anstelle der tierischen Gelatine für Gemüse- und Fruchtköpfchen, Saucen und Puddings usw. verwendet wird.
Das Agar-Agar-Pulver in die lauwarme Gemüsebrühe geben und langsam erhitzen, bis das Geliermittel gut aufgelöst ist. Mit Zitronensaft und wenig Steinsalz würzen. In ausgespülte Förmchen etwas Sulze einfüllen, fest werden lassen. Mit Gemüsescheibchen garnieren, wieder Sulze darübergeben, fest werden lassen usw., bis die Förmchen gefüllt sind.
Die erkalteten Sülzchen stürzen und auf Salatblättern servieren.

Kartoffelgerichte

Kartoffeln in der Schale (Pellkartoffeln)
3–4 kleine Kartoffeln
Wasser

Kartoffeln abbürsten und waschen. Pfanne mit gelochtem Einsatz oder Drahtsieb mit Wasser bis zum Einsatz füllen, Kartoffeln hineingeben, zudecken und 30 bis 40 Minuten kochen. Im Dampfkochtopf sind sie in 8–10 Minuten weich.

Backkartoffeln
3–4 kleine Kartoffeln
1 Essl. Olivenöl
Butter*, Nussmus oder Olivenöl

Die Kartoffeln abbürsten, waschen. Auf der oberen Seite die Haut 3–4 mal einritzen, mit Öl bepinseln und auf eingefettetem Blech bei mittlerer Hitze 30–40 Min. backen. Auf die fertigen Kartoffeln je ein Stückchen Butter* oder Nussmus geben oder mit etwas Olivenöl bepinseln.

Kümmelkartoffeln
2–3 mittelgrosse, längliche, schmale Kartoffeln
1 Teel. Kümmel
1 Prise Steinsalz
1 Essl. Olivenöl

Die Kartoffeln abbürsten, waschen und durch die schmale Mitte halbieren. Kümmel mit Steinsalz vermischen und auf die Schnittflächen streuen. Die Kartoffeln mit der Schnittfläche nach unten auf ein gefettetes Blech legen, mit Öl bepinseln und ¾ Std. bei mittlerer Hitze backen.

Bouillonkartoffeln
250 g Kartoffeln
1–2 dl Gemüsebrühe
1 Prise Steinsalz
Liebstöckel, Thymian
10 g Butter* , Reform-Nussmus oder Olivenöl

Kartoffeln waschen, schälen, halbieren oder in Stücke schneiden und in der Gemüsebrühe mit etwas Steinsalz und den Gewürzen weichkochen. Butter oder Nussmus über die angerichteten Kartoffeln verteilen bzw. Olivenöl darüberpinseln.

Kartoffeln mit Tomaten
200 g Kartoffeln
½ kl. Zwiebel
1 dl Gemüsebrühe
1 kl. Tomate
1 Prise Steinsalz
1 Essl. Rahm* oder Sesamrahm (Rezept Seite 111)
Majoran, Rosmarin oder Thymian

Die gehackte Zwiebel und die geschälten, in Scheiben geschnittenen Kartoffeln ohne Fett kurz anziehen lassen, dann mit der Gemüsebrühe halbweich kochen. Die geschälte Tomate in Schnitze schneiden, beifügen und fertig kochen. Würzen. Zuletzt Rahm oder Sesamrahm dazugeben.

Kartoffelschnee
4 Kartoffeln
Wasser
getrocknete Tomaten
Butter* oder Reform-Nussmus oder Olivenöl

Kartoffeln waschen, schälen, in Stücke schneiden und im Dampf mit wenig Wasser weich kochen. Durch die Kartoffelpresse direkt auf eine warme Platte spritzen. Flüssige Butter, Nussmus bzw. Olivenöl darübergeben und mit feingeschnittenen getrockneten Tomaten garnieren.

Schmorkartoffeln
2 kleine Kartoffeln
wenig Wasser
1 Prise Steinsalz
1 dl Gemüsebrühe
1–2 Essl. Rahm* oder Sesamrahm (Rezept Seite 111) oder Nussmus
Muskat, Thymian,
Petersilie

Kartoffeln schälen und halbieren, im Dampf halbweich kochen. Mit der Schnittfläche nach unten in eine feuerfeste Platte legen. Gemüsebrühe darüber giessen, würzen und im Ofen schmoren, bis die Flüssigkeit eingekocht ist. Rahm oder Nussmus darübergeben und mitschmoren, bis die Kartoffeln leicht gebräunt sind. Mit der Schnittfläche nach oben anrichten und mit gehackter Petersilie bestreuen.

Lyoner Kartoffeln
1 Essl. Reform-Nussmus
½ Essl. Olivenöl
3 kleine Kartoffeln
1 kleine Zwiebel

Reformmargarine und Öl erhitzen. Die geschälten, in Scheiben geschnittenen Kartoffeln im heissen Fett halbweich kochen. Die in Streifen geschnittene Zwiebel beifügen und fertigbacken.

Ayurvedische Kartoffeln
(ein apartes, sehr aromatisches Gericht, für 3–4 Portionen)
5 grosse Kartoffeln
½ Soja-Drink
1 Packung Soja-Crème (Ersatz für Crème fraîche)
je 1 Bund frischer Dill, frischer Schnittlauch, frische Petersilie
½ Zitrone, ausgepresst
1–2 Teel. Kurkuma
½ Teel. Curry
Sojasauce

Die gut gebürsteten Kartoffeln in dicke Scheiben schneiden und ca. 5 Minuten kochen. Inzwischen in einer Pfanne den Soja-Drink, vermischt mit der Soja-Crème, langsam erhitzen (auf keinen Fall kochen!). Kurkuma nach Geschmack und Curry darunterrühren und mit Sojasauce abschmecken. Die Kartoffelscheiben in die Sauce legen und ca. 10 Minuten leicht köcheln lassen. Zum Schluss die frischen kleingehackten Kräuter über die Kartoffeln streuen und sofort servieren.

Getreidespeisen

Japanischer Reis
80 g Vollreis
1 ½–2 dl Gemüsebouillon
1 Prise Steinsalz
10 g Reform-Nussmus oder Olivenöl
1 kl. geschälte Zwiebel, mit Lorbeerblatt und Gewürznelke besteckt

Den Reis in die kochende Bouillon mit besteckter Zwiebel geben und 40 Minuten kochen. Erkalten lassen, Zwiebel entfernen. Den Reis im Ofen wieder heiss werden lassen und beim Anrichten erwärmtes Nussmus oder Olivenöl darübergeben.

Risotto
80 g Vollreis
½ Essl. Reform-Nussmus oder Olivenöl
1 Essl. Zwiebel, gehackt
2 dl Gemüsebrühe oder Wasser
1 Prise Steinsalz
getrocknete Pilze
frische Kräuter nach Geschmack, Rosmarin
10 g frische Butter* oder Nussmus
evtl. 10 g Parmesan*

Zwiebel in der Margarine anziehen lassen, Reis beifügen und dünsten, bis er glasig ist. Gemüsebrühe oder Wasser heiss dazugeben und al dente (30–40 Minuten) kochen. Die feingehackten, getrockneten Pilze und Kräuter beigeben und etwas mitkochen. Zuletzt Butter, Nussmus oder Olivenöl und geriebenen Parmesan mit der Gabel daruntermischen.

Safranreis
Zubereitung wie Risotto. Eine Messerspitze Safranpulver mit etwas Bouillon auflösen und beifügen.

Riz creol mit Gemüsen
½ Essl. Reform-Nussmus oder Olivenöl
80 g Vollreis
2 Essl. Gemüse, sehr fein gewürfelt (Lauch, Sellerie, Karotten)
2 dl Gemüsebrühe
1 Prise Steinsalz
frischgehackte Kräuter nach Geschmack

Reis und Gemüse andämpfen, heisse Gemüsebrühe und die Kräuter dazugeben und 30–45 Min. kochen.

Tomatenreis
80 g Vollreis
½ Essl. Reform-Nussmus oder Olivenöl
1 Essl. Zwiebel, gehackt
wenig Knoblauch, ausgepresst
1 grosse Tomate
ca. 1 dl Gemüsebrühe
1 Prise Steinsalz
Rosmarin, Majoran, Muskat
evtl. Basilikum
etwas Vollrohrzucker
10 g Reform-Nussmus oder Olivenöl

Zwiebel und Knoblauch im Nussmus oder Olivenöl anziehen lassen, Reis beifügen und dünsten, bis er glasig ist. Geschälte, in Würfel geschnittene Tomate beigeben. Gemüsebrühe dazugiessen, Gewürze beifügen und 30–45 Min. kochen. Zuletzt Nussmus oder Olivenöl daruntermischen.

Reis mit Zucchetti
½ Essl. Reform-Nussmus
80 g Vollreis
1 Essl. Zwiebel, gehackt
150 g zarte Zucchetti
1 Prise Steinsalz
1 ½ dl Gemüsebrühe oder Wasser
frischgehackter Dill
10 g Reform-Nussmus oder Olivenöl

Zucchetti in Würfel schneiden. Weitere Zubereitung wie Tomatenreis (s. oben).

Reis mit Spinat
80 g Vollreis
½ Essl. Reform-Nussmus oder Olivenöl
100 g Spinat
etwas Zwiebel, gehackt
2 dl Gemüsebrühe oder Wasser
1 Prise Steinsalz
Muskat und Pfefferminze
10 g Nussmus

Spinat grob schneiden. Weitere Zubereitung wie Tomatenreis (s. oben).

Reis mit Erbsen (Risi bisi)
80 g Vollreis
150 g zarte Erbsen, enthülst
½ Essl. Reform-Nussmus oder Olivenöl
etwas Zwiebel, gehackt
je 1 Prise Fruchtzucker und Steinsalz
½ dl Gemüsebrühe
etwas Zwiebel, gehackt

1 ½–2 dl Wasser
10 g Nussmus
Petersilie

Zwiebel mit Fruchtzucker und Steinsalz in der Margarine dünsten. Die Erbsen beifügen und leicht mitdämpfen, dann Gemüsebrühe zugiessen und die Erbsen weich kochen. In einer separaten Pfanne einen Risotto (nach obigem Rezept) zubereiten. Zuletzt die gekochten Erbsen daruntermischen. Über den angerichteten Reis Nussmus bzw. Olivenöl und gehackte Petersilie geben.

Indisches Reisgericht
80 g Vollreis
2 dl Gemüsebrühe
1 Prise Steinsalz
1 kleine Banane
1 kleiner Apfel
1 Essl. Rosinen
1 Teel. Sonnenblumenkerne
1 Teel. Sesam
Safran, Curry, frische Ingwerwurzel

Reis mit Gemüsebrühe und 1 Prise Steinsalz nicht ganz weichkochen (ca. 30–40 Minuten). Die in Scheiben geschnittene Banane, den geschälten und blättrig geschnittenen Apfel samt Rosinen unter den Reis mischen und 5–10 Min. weiterkochen. Nach Geschmack mit Safran, Curry und geriebener Ingwerwurzel würzen. Sonnenblumenkerne und den ohne Fett leicht gerösteten Sesam darüberstreuen.

Polenta
½ Essl. Olivenöl
50 g Maisgriess, mittelfein
3 dl Wasser
Muskat
1 Prise Steinsalz
½ Essl. Nussmus oder Olivenöl

Die Pfanne mit dem Öl einölen. Wasser zum Kochen bringen und den Mais einrühren. 5 Min. auf schwachem Feuer unter stetigem Rühren kochen. Würzen und 45–60 Min. auf kleinem Feuer fertigkochen. Zuletzt Nussmus bzw. Olivenöl daruntermischen. Nach Belieben können auch ohne Fett geröstete Zwiebelscheiben darübergegeben werden.

Hirsotto mit Gemüse
40 g Hirse
1 Essl. Zwiebel, gehackt
2 Essl. Gemüsewürfelchen (Lauch, Sellerie, Karotten oder Karotten und Erbsen)
1 ½ dl Gemüsebrühe
etwas Steinsalz
Rosmarin
evtl. 1 Essl. geriebener Käse*
10 g frische Butter* oder Nussmus

Zwiebel, Gemüsewürfelchen und heiss abgespülte Hirse glasig dünsten. Heisse Gemüsebrühe dazugiessen, würzen und 20 Min. kochen. Beim Anrichten evtl. geriebenen Käse und Butter- bzw. Nussmus-Flöckchen darübergeben oder etwas Olivenöl.

Schrotbrei
2 Essl. Schrot (Weizen, Hafer, Roggen)
3 Essl. Wasser
1 Prise Steinsalz

Den Schrot 12 Stunden einweichen. Dann mit dem Wasser aufsetzen und 10 Min. kochen oder ½ Std. im Wasserbad kochen, leicht salzen.

Nudeln, Spaghetti, Makkaroni usw.
Bei einer Heildiät sollte man keine Eierteigwaren verwenden. Es gibt ja nebst den bekannten italienischen Teigwaren aus Hartweizen ausgezeichnete Vollkornteigwaren, Sojateigwaren, Dinkelteigwaren. Dazu findet man unzählige Saucen, die allerdings oft viel Fett (Öl, Butter, Käse, Rahm) enthalten.
Am bekömmlichsten sind die al dente gekochten Teigwaren mit einer klassischen oder einfachen Tomatensauce (s. Rezepte im Kapitel Saucen).

Spätzle oder Knöpfli (ohne Ei)
60 g Vollkornmehl
20 g Sojamehl
1 dl Milchwasser
1 l Wasser
1 Prise Steinsalz
1 Essl. Reform-Nussmus oder Olivenöl
Zwiebelstreifen
Schnittlauch und
Petersilie

Vollkorn- und Sojamehl und Milchwasser gut mischen und klopfen, bis der Teig Blasen wirft, dann mindestens 1 Std. ruhen lassen.
Wasser mit Steinsalz zum Kochen bringen. Den Teig portionenweise durch ein grob gelochtes Sieb ins kochende Wasser streichen oder auf ein Holzbrettchen geben und mit einem Messer feine Streifen ins kochende Wasser fallen lassen. Knöpfli oder Spätzle ziehen lassen, bis sie an die Oberfläche steigen. Mit einem Schaumlöffel herausnehmen und auf einer heissen Platte anrichten. Nach Wunsch mit in Nussmus (oder ganz ohne Fett) gerösteten Zwiebelstreifen, Schnittlauch und Petersilie verfeinern.

Spinat- oder Tomatenknöpfli*
70 g Vollkornmehl (davon ⅓ Sojamehl)
1 Ei*
1 dl Milchwasser
1 Handvoll Spinat, roh, gehackt
oder 1 Teelöffel Tomatenpüree
1 dl Wasser
1 Prise Steinsalz
Schnittlauch und Petersilie

Vollkorn- und Sojamehl, Ei und Wasser zu einem glatten Teig verarbeiten und 1 Stunde ruhen lassen. Knöpfli oder Spätzli zubereiten wie obiges Rezept, den Spinat oder das Tomatenpüree beifügen. Würzen mit Schnittlauch und Petersilie.

Haferflockenbrätlinge
½ Essl. Reform-Nussmus
1 Essl. gehackte Zwiebel
2 Essl. kleingeschnittenen Lauch, Sellerie, Spinat
50 g Haferflocken
½ dl Gemüsebrühe
Nussmus oder Olivenöl
Pfefferminze oder Salbei

Zwiebel und Gemüse im Nussmus bzw. Olivenöl dünsten, Haferflocken und Gemüsebrühe beifügen und zu dicklichem Brei kochen. Würzen. Auf einem Brett ca. 1 cm hoch ausstreichen und erkalten lassen. Rechtecke schneiden. Nussmus oder Olivenöl erhitzen und die Brätlinge auf beiden Seiten goldgelb backen.

Spinatomeletten*
50 g Vollkornmehl
1 Ei*
100 g Milchwasser
Steinsalz
25 g roher, gehackter Spinat
10 g Reform-Nussmus

Alle Zutaten zu einem glatten Teig verarbeiten und ruhen lassen. Im erhitzten Nussmus Omeletten backen.

Saucen

Bei jeder Heildiät sind die Saucen ein schwieriges Kapitel, denn fast alle Rezepte enthalten viel Fett (Butter, Öl, Rahm) sowie Käse und Eier. Auf jeden Fall sollte man die Verbindung von heissem Fett und Mehl (klassische Béchamelsauce) meiden. Wir haben hier ein paar erlaubte Rezepte zusammengestellt, wobei einige von den klassischen abweichen – nichtsdestotrotz ausgezeichnet schmecken!

Béchamelsauce ohne Ei (Rezept 1)
Für 4 Personen:
2–3 Essl. Weizenmehl
1 l Milch* oder Wasser
1 Lorbeerblatt

1 Essl. Gemüsebrühe
1 geriebene Zwiebel
je 1 Prise Steinsalz, Muskat und frisch gemahlener weisser Pfeffer
gehackte Petersilie

Das Mehl ohne Fett kurz rösten, bis es duftet (es darf nicht dunkel werden), dann leicht abkühlen lassen. Unter ständigem Rühren Milch oder Wasser beifügen, Lorbeerblatt, Gemüsebrühe und Zwiebel dazugeben und alles aufkochen. Würzen. Nach ca. 5 Minuten das Lorbeerblatt entfernen, die Sauce anrichten und mit Petersilie bestreuen.

Aus dieser Grundsauce lassen sich viele Varianten herstellen, z. B.:
Meerrettichsauce: zum Schluss 10 g fein geraffelten Meerrettich beigeben und die Sauce noch 5 Min. fertigkochen.
Kapernsauce: die fertige Sauce mit ganzen oder gehackten Kapern und Zitronensaft abschmecken.
Olivensauce: die Sauce mit 4–5 Essl. Tomatenmark und 2 Essl. gehackten Oliven rasch aufkochen. Evtl. mit einer Messerspitze Cayennepfeffer nachwürzen
Kräutersauce: unter die fertige Sauce viel feingehackte Kräuter wie Petersilie, Liebstöckel, Kerbel, Basilikum, Estragon, Origano usw. mischen.
Champignonsauce: unter die fertige Sauce 3–4 Essl. feinst gehackte rohe Champignons mischen und mit Zitronensaft abschmecken.

Béchamelsauce (Rezept 2)
Für 4 Personen:
2 Essl. Weizenmehl
½ l Sojamilch
1 Lorbeerblatt
1 fein geriebene Zwiebel
2 Teel. rotes Miso
je 1 Prise Pfeffer und Paprika
gehackte Petersilie

Den Weizen ohne Fett kurz rösten, bis er aromatisch duftet. Etwas abkühlen lassen, dann unter ständigem Rühren die Sojamilch zugiessen, Lorbeerblatt und Zwiebel beifügen und alles knapp 5 Min. kochen lassen.
Das Miso darunterrühren, das Lorbeerblatt entfernen und die Sauce mit etwas Pfeffer und Paprika abschmecken. Gehackte Petersilie darüberstreuen.

(Miso ist eine fermentierte Sojabohnenpaste, die sich ausgezeichnet zum Würzen eignet und ähnlich wie die bekannte Sojasauce schmeckt, aber kein Kochsalz enthält.)

Tomatensauce, klassisches Rezept
½ Essl. Reform-Nussmus oder Olivenöl
1 Essl. Zwiebel
½ Knoblauchzehe, durchgepresst
2 Essl. Karotten, Sellerie, Lauch
2 kl. Tomaten
1 Prise Steinsalz
1 Prise Vollzucker
1 Teel. Tomatenpüree
1 ½ dl Gemüsebrühe oder Wasser
Lorbeerblatt, Rosmarin, Thymian

Gehackte Zwiebel, durchgepressten Knoblauch und grobgeschnittenes Gemüse im Nussmus oder Olivenöl gut dämpfen. Die in Stücke geschnittenen Tomaten und das Tomatenpüree mitdämpfen. Gemüsebrühe oder Wasser beifügen, würzen und ½ Std. leise köcheln lassen. Auf Wunsch passieren.

Tomatensauce auf einfache Art
3 Tomaten
je 1 Prise Steinsalz und Vollzucker
Schnittlauch, Basilikum
1 Essl. Olivenöl

Tomaten in Stücke schneiden, weichdämpfen, würzen und auf Wunsch passieren. Zum Verfeinern etwas Olivenöl beigeben.

Mayonnaise klassisches Rezept*
für 4 Personen:
1 Eigelb*
1 Essl. Zitronensaft
2 dl Öl
1 Prise Steinsalz
Zwiebel, Kräuter

Das Eigelb mit einigen Tropfen Zitronensaft gut zerquirlen. Unter gleichmässigem Rühren mit dem Schwingbesen das Öl tropfenweise beifügen. Wird die Mayonnaise zu dick, mit etwas Zitronensaft verdünnen. Zuletzt nach Belieben würzen.

Remouladensauce klassisches Rezept*
Für 4 Personen:
Mayonnaise, nach obigem Rezept
1 hart gekochtes Ei*, gehackt
1 Essl. Cornichons, gehackt
einige Kapern
1 Teel. Petersilie, gehackt
Tomatenwürfelchen

Die verschiedenen Zutaten mit der fertigen Mayonnaise vermischen, die Tomatenwürfelchen als Garnitur verwenden.

Mayonnaise ohne tierisches Eiweiss und Fett
siehe Rezept Seite 114

Remouladensauce ohne tierisches Eiweiss
für 4 Personen:
Mayonnaise ohne tierisches Eiweiss und fett (Rezept Seite 114) zubereiten und mit 1 Essl. gehackten Cornichons, einigen Kapern und gehackter Petersilie vermischen. Zum Garnieren Tomatenwürfelchen.

Vinaigrette*
für 4 Personen:
2 Essl. Olivenöl
2 Essl. Arachideöl
2 ½ Essl. Zitronensaft
2 Essl. Wasser oder Gemüsebrühe
½ Zwiebel, gehackt
1 Ei*, hart gekocht, gehackt
1–2 Cornichons, gehackt oder fein gewiegt
Petersilie oder Schnittlauch
1 Essl. Tomatenwürfelchen
1 Prise Steinsalz.

Öl, Zitronensaft und Gemüsebrühe sämig schwingen, dann die weiteren Zutaten beifügen, gut vermischen. Man kann das Ei auch einfach weglassen.

Belegte Brötchen

Belegte Brötchen sind allgemein beliebt, als Vorspeise oder für ein sommerliches Abendessen, auch als Proviant für Wanderungen und Reisen.
Aufstriche und Zutaten lassen sich auf immer neue Weise variieren, es stehen auch verschiedene vollwertige Brotsorten zur Verfügung, teilweise bereits vorgeschnitten.
Dabei muss man beachten, dass vielen Broten eine „Vollkornaspekt“ gegeben wird, indem man sie einfärbt und etwas Schrot beifügt. Es soll echtes Vollkornbrot oder Pumpernickel verwendet werden.
Die Rezepte sind hier für 4 Personen berechnet.

Grundaufstriche
Bei strenger Diätform die Brötchen nur mit Reform-Nussmus bestreichen und mit Rohkost belegen.

Guacamole (Avocadomousse)
2 reife Avocados
Saft von ½ Zitrone
½ kleine Zwiebel, gehackt
2 Knoblauchzehen, durchgepresst
evtl. etwas Steinsalz und weisser Pfeffer

Das herausgelöste Fruchtfleisch der Avocados mit dem Zitronensaft im Mixer pürieren. Zwiebel und Knoblauch daruntermischen und mit Steinsalz und weissem

Pfeffer abschmecken. Evtl. 1 Essl. Soja-Creme (anstelle von Crème fraiche) unterziehen.

Süsse Avocadocreme
1 reife Avocado
4 Essl. frisch gepresster Orangensaft
1 Essl. Honig
1 Messerspitze Ingwerpulver

Das herausgelöste Fruchtfleisch der Avocado zu Mus zerdrücken oder mixen und mit den anderen Zutaten vermischen. Sofort servieren.

Tofuaufstrich mit Nüssen
250 g Tofu, püriert
2 feingehackte Frühlingszwiebeln
50 g Nüsse (Haselnüsse, Baumnüsse, Mandeln, Cashewnüsse)
evtl. etwas Steinsalz und weisser Pfeffer

Die Nüsse im Ofen oder in einer trockenen Pfanne leicht anrösten, abkühlen lassen und mahlen. Mit dem pürierten Tofu und den Zwiebeln vermischen, mit etwas Steinsalz und Pfeffer abschmecken.

Quarkaufstrich mit Kräutern*
100 g Quark
10 g Reform-Nussmus
Miso oder etwas Steinsalz
Kümmel, Schnittlauch oder Kräuter wie Dill, Borretsch, Liebstöckel, Basilikum, Origano, Pfefferminze usw.

Quark und Nussmus schaumig rühren, Gewürze und abwechslungsweise einzelne Kräuter oder eine Mischung davon daruntermischen.

Garnituren
Die bestrichenen Brötchen können auf folgende Arten garniert werden:
mit Karotten- oder Sellerierohkost
mit Tomaten, frischen Gurken, Radieschen, Kresse, Zwiebelringlein, Nüssen, Petersilie, Schnittlauch usw.

Rezeptverzeichnis

Literaturnachweis

1 Endepols H. et al.: *effort based decision making in the rat: A (18F) fluodeoxiglucose micro positron emitting tomography study.* J Neurosci 20 (29), 2010. 7908-14.

2 Di Paolo et al.: *Chronic exposure to aluminium and melatonin through the diet: neurobehavioral effects in a transgenig mouse model of Alzheimer disease.* Food Chem toxicol. 2014 Jul; 69:320–29.

3 Huppelsberg J. et al.: *Kurzlehrbuch der Physiologie,* 4. Auflage, Thieme-Verlag, S. 223.

4 Ransohoff R.M. et al.: *The myeloid cells of* the *central nervous system parenchyma.* In: Nature. 468, Nr. 7312, 2010, S. 253–62, PMID 21068834.

5 Fagerholm U.: *The highly permeable blood-brain barrier: an evaluation of current opinions about brain uptake capacity.* In: *Drug discovery today* 12, 2007, S. 1076–82. PMID 18061888 (Review).

6 Chiu W.L. et al.: *Linear correlation of the fraction of oral dose absorbed of 64 drugs between humans and rats.* In: Pharm Res 15, 1998, S. 1792–95. PMID 9834005.

7 Goodwin U.T. et al.: *In silico predictions of blood-brain barrier penetration: considerations to „keep in mind."* In: J pharmacol Exp ther 315, 2005, S. 477–83. PMID 15919767 (Review).

8 Mato M. et al.: *Evidence for the possible function of the fluorescent granular perithelial cells in brain as scavengers of high-molecular marker ED-2.* In Experientia 40, 1984, S. 399–402. PMID 6325229.

9 Balabanov R. et al.: *CNS vascular pericytes express macrophage-like function, cell-surface integrin alpha M, an macrophage marker ED-2.* In: Microvasc Res 52, 1996, S. 127–42. PMID 8901442.

10 Hickey W.F. et al.: perivascular *microglial cells oft he CNS are bone marrow-derived and present antigen in vivo.* In: Science 239, 1988, S. 290–92. PMID 3276004.

11 Fabry Z. et al.: *Differential activation of Th1 und Th2 CD4+ cells by murine brain microvessel endothelial cells and smooth muscle pericytes.* In: J Immunol 151, 1993, S. 38–47. PMID 8100844.

12 Täuble H.: *Carriers and specificity in membranes. E. Carrier-facilitates transport. Kinks as carriers in membranes.* In: Neurosci Res Program Bull 9, 1971, S. 361–372. PMID 5164654.

13 Träuble H.: *Phasenumwandlungen in Lipiden. Mögliche Schaltprozesse in biologischen Membranen.* In: Naturwissenschaften 58, 1971, S. 277–284. PMID 4935358 (Review).

14 Vastowsky O.: *Chemie der Naturstoffe-Lipoproteine und Membranen.* (http://www.chemie.uni erlangen.de/0c/vostrowsky/naturstoff/03 Membranen.pdf) Universität Erlangen, 2005, S. 42.

15 Timai I. et al.: *Structure internalization relationship for adsorbtive mediated endocytosis of basic peptides at the blood-brain barrier.* In: J Pharmacol Exp Ther 280, 1997, S. 10–15. ONUD 8996222.

16 Weiss N. et al.: *The blood-brain barrier in brain homeostasis and neurological diseases.* In: Biochem. Biophys. Acta 1788, 2009, S. 842–57 (Review).

17 Banks W.A. et al.: *Cytokines and the blood-brain-barrier.* In: Siegel A. et al.: *the neuroimmunological basis of behavior and mental disorders.* Springer, New-York, 2009, S. 3–17.

18 Hill H.U.: *Umweltschadstoffe und neurodegenerative Erkrankungen des Gehirns (Demenzkrankheiten).* Shaker-Verlag Aachen 2010, S. 62–63.

19 Comford E.M. et al.: *Comparison of lipid-mediated blood-brain-barrier permeability in neonates and adults.* In: Am J Physiol-Cell Physiol 243, 1982, S. 161C–68C. PMID 7114247.

20 Elmas I. et al.: *Effects of profound hypothermia on the blood-brain-barrier in brain homeostasis and neurological diseases.* In: forensic Science International 119, 2001, S. 212–16. PMID 11376985.

21 Phillips S. C. et al.: *Weakening of the blood-brain-barrier by alcohol-related stresses in the rat.* In: J Neurol Sci 54, 1982, S. 271–78. PMID 7201507.

22 Sing A.K. et al.: *Effects of chronic alcohol drinking on the blood brain barrier and ensuing neuronal toxicity in alcohol-preferring rats subjected to intra-*

peritoneal LPS injection. In: J Neurol Sci 54, 1982, S. 271–78. PMID 7201507.

23 Haorah J. et al.: *Alcool-induced blood-brain-barrier dysfunction is mediated via inositol 1,4,5-triphosphate receptor (IP3R)-gated intracellular calcium release.* In: J Neurochem 100, 2007, S. 324–336. PMID 1724115.

24 Haorah J. et al.: *Ethanol-induced activation of myosin light chain kinase leads to dysfunction of tight junctions and blood-brain-barrier compromise. Alcoholism.* In: Clinical and Experimental Research 29, 2005, S. 999–1009. PMID 15976526.

25 Haorah J. et al.: *Alcohol induced oxydative stress in brain endothelial cells causes blood-brain-barrier dysfunction.* In: J of Leukocye Biology 78, 2005, S. 1223–32. PMID 16204625.

26 Peters R. et al.: *Smoking, dementia and cognitive decline in the elderly, a systematic review.* In: BMC Geriatr 8, 2008, S. 36. PMID 19105840 (Review).

27 Lockman P.R. et al.: *Brain uptake kinetics of nicotine and cotinine after chronic nicotine exposure.* In: J Pharmacol Exp Ther 314, 2005, S. 636–642. PMID 15845856.

28 Chen Y.H. et al.: *Enhanced Escherichia coli invasion of human brain microvascular endothelial cells is associated with alternations in cytoskeleton induced by nicotine.* In: Cell Microbiol 4, 2002, S. 503–14. PMID 12174085.

29 D'Andrea D.A. et al.: *Microwave effects on the nervous system.* In: Bioelectromagnetics 6, 2003, S. 107–174. PMID 14628310 (Review).

30 Patel T.H. et al.: *Blood-brain-barrier dysfunction associated with increased expression of tissue and urokinase plasminogen activators following peripheral thermal injury.* In: Neurosci Lett 444, 2008, S. 222–26. PMID 18719505.

31 Salford L.G. et al.: *Nerve cell damage in mammalian brain after exposure to microwaves from GSM mobile phones.* In Environ Health perspect 111, 2003, S. 881–883. PMID 12782486.

32 Nittby H. et al.: *Radiofrequency and extremely low-frequency electromagnetic field effects on the blood-brain-barrier.* In: electromagn Biol Med 27, 2008, S. 215–229. PMID 18821198.

33 Eberhardt J.L. et al.: *Blood-brain-barrier permeability and nerve cell damage in rat brain 14 and 28 days after exposure to microwaves from GSM mobile phones.* In: electromagn Biol Med 27, 2008, S. 215–229. PMID 18821198.

34 Salford L.G. et al.: *Permeability of the blood-brain-barrier induced by 914 MHz electromagnetic radiation, continuous wave and modulated at 8, 16, 50 and 200 Hz.* In: Microsc Res Tech 2727, 1994, S. 245–542. PMID 8012056.

35 Meyl K. *Elektromagnetische Umweltverträglichkeit,* Umdruck zum Informationstechnischen Seminar Indel GmbH Verlagsabteilung Villingen-Schwemmingen, 2002, 3. Auflage, S. 81–83.

36 Patel J.R. et al.: *Moderators of Oligodendrocyte differentiation during remyelinisation.* Doi:10.1016/j.febslet.2011.04.037.

37 Shen S. et al.: *Age dependent epigenetic control of differentiation inhibitors is critical for remyelinisation efficiency.* In: Nature Neurosciensce 11(9): S. 1024–34.

38 Hanafy K.H. et al.: *Regulation of Remyelinisation in multiple sclerosis* FEBS-letters 585(23): 3821–3828.

39 Franklin R.J.M. et al.: *Remyelinisation in the CNS: from biology to therapy* Nature Reviews Neuroscience 9(11): 839–55.

40 Herold G.: Lehrbuch der Inneren Medizin 2010, S. 836.

41 Dittmann S.: *Risiko des Impfens und das noch grössere Risiko, nicht geimpft zu sein.* Bundesgesundheitsblatt-Gesundheitsforschung-Gesundheitsschutz 2002, Ausgabe 45, S. 316–322

42 Burns T.M.: *Guillain-Barré Syndrome.* In: Semin Neurol. 2008: apr 28(2), S. 154. PMID 18351518.

43 Merlini G. et al.: *Molecular mechanisms of amyloidosis.* In: N Engl J Med Nr. 349, 2003, S. 583–96.

44 Van Vijck R. et al., Utrecht University: *An introduction in Human Biophoton Emission.* Forsch Komplementärmed Klass Naturheilkd. 2005, 12 S. 77–83.

45 Gurwitsch A.G.: *Das Problem der Zellteilung.* Springer-Verlag, Berlin, 1926; *Die mitogenetische Zellstrahlung.* Springer-Verlag Berlin, 1932, Ferner; Arch R. mikr. Anat. Und Entwicklungsmech, Bde. 51, 52, 100, 101, 104.

46 Bischof M. *Biophotonen, das Licht in unseren Zellen,* ISBN 3-86150 095 7.

47 Popp F.A.: *Biologie des Lichtes, Grundlagen der ultraschwachen Zellstrahlung,* Verlag Paul Parey, ISBN: 3-489-61734-7.

48 Rubik B.: *Natural light from organisms. Life at the edge of sciences.* In Fischer H.: *Photons as transmitters for intra- and extracellular biological and*

biochemical communication-the construction of a hypothesis. Electromagnetic Bio-Information. F.A. Popp, ed. Urban und Schwarzenberg, Munich, 1989, p. 70.

49 Bircher-Benner M.O.: *Grundzüge der Ernährungstherapie auf Grund der Energie-Spannung der Nahrung.* Verlag Otto Salle, Berlin, 1905 und 1906.

50 Bircher-Benner M.O.: *Der zweite Hauptsatz der Energetik und die Ernährung.* Zschr der Wendepunkt, Wendepunkt-Verlag, Zürich, 1936 und *Vom Wesen und der Organisation der Nahrungsenergie und über die Anwendung des zweiten Hauptsatzes der Energielehre auf den Nährwert und die Nahrungswirkung.* Kleine Hippokrates-Bücherei Bd 8. Hippokrates-Verlag Stuttgart und Leipzig 1936.

51 Popp F.A.: *Unsere Lebensmittel in neuer Sicht.* ISBN 3-596-11459-4.

52 Prigogine I. et al.: *Dialog mit der Natur*, Piper-Verlag München, ISBN 3-492-11181-5.

53 Kasnaceev C.P. in Jezowska-Trzebiatoveska B. et al.: *Photon emission from biological systems, proceedings of the first international Symposium,* Wroclav Pland Jan, 1986.

54 Harman D.: *Aging: a theory based on free radical and radication chemistry,* In: J of Gerontology 11, 1956, S. 298–300, PMID 13332224.

55 Harman D.: *The free radical theory of aging.* In: Antioxid Redox Signal 5, 2003, S. 557–561, PMID 14580310.

56 Bockman K.B. et al.: *Mitochondrial aging: open questions.* In: In Ann N.Y.Acad Sci 854, 1998, S. 118–127, PMID 9928425.

57 Sohr Ch.: *Oxydativer Stress bei diabetischer Neuropathie.* Medizinische Fakultät, Deutsches Diabetes-Zentrum DDZ 2007 (online).

58 Berg D. et al.: *Parkinson's disease.* In: Lajita A. et al.: *Handbook of Neurochemistry and molecular Neurology,* 3rd.edition: *Degenerative Diseases of the Nervous System.* Springer-Verlag, Berlin, Heidelberg, 2007, S. 9f.

59 Kilburn K.H.: *Neurobehavioral and pulmonary* impairment *in 105 adults with indoor exposure to molds compared to 100 exposed to chemicals.* Toxicol. Ind. Health 25 (9-10) S. 681–92.

60 Hill H.U.: *Umweltschadstoffe und Neurodegenerative Erkrankungen des Gehirns (Demenzkrankheiten),* Shakefr-Verlag Aachen, 2010, S. 5.

61 Schäfer S.G. et al.: *Metalle.* In Lehrbuch der Toxikologie. Wiss. Verlagsgesellschaft mbH Stuttgart, 2.Aufl. 2003, S. 273ff.

62 Birkmeyer J.D.D. et al.: *Quecksilberdepots im Organismus korrelieren mit der Anzahl der Amalgamfüllungen.* Deutsche Zeitschr für Biologische Zahnmedizin 6, 57–61.

63 Mutter J. et al.: *Amalgam-Risiko für die Menschheit. Quecksilbervergiftungen richtig ausleiten.* Fit fürs Leben-Verlag, 2. Aufl. Natura Viva Verlags-GmbH, Weil der Stadt, 2006.

64 Drasch G. et al.: *Mercury burden of human fetal and infant tissues.* Eur. J. Paediat. 1994(8), 607–10

65 Olivieri G. et al.: *The effects of β-estradiol on SHSY6Y neuroblastome cells during heavy metal induced oxidative stress, neurotoxicity and β-Amyloid secretion.* Neuroci. 113, 849–55.

66 Griem P. et al.: *Metal-induced autoimmunity.* Curr Opin Immunol 7 831–39.

67 Grandjean P. et al.: *Cognitive deficit in 7 year old children with prenatal exposure to methylmercury.* Neurotox Toxicol 19, 417–28, 1997.

68 Dott et al.: *Lehrbuch der Umweltmedizin,* Wiss. Verlagsgesellschaft Stuttgart 2002, S. 170f.

69 Curth A.: *Der Einfluss von Quecksilber* auf *die Entstehung der Alzheime-Erkrankung: eine systematische Review.* Medizinische Dissertation, Universitätsklinik Freiburg i.B., 2008, http//www.freidoc.uni-freiburg.de/volltexte/6091.

70 Mutter J. et al.: *Quecksilber und Alzheimer Krankheit.* Fortschr Neurol Psychiatr 75, 528–38.

71 Greenpeace: dpa Meldung 2000.

72 Schäfer S.G. et al.: *Lehrbuch der Toxikologie.* Wiss. Verlagsgesellschaft mbH. Stuttgart. 2.Aufl. 2003, S. 763ff.

73 Hill H.U. *Umweltschadstoffe und Neurodegenerative Erkrankungen des Gehirns (Demenzerkrankungen)* Shaker-Verlag, Aachen, 2. Auflage.

74 Haga S. et al.: *Neuronal degeneration and glia-cell responses following trimethylin intoxication in the rat.* Acta Neuropathol 103 (6), 575–82.

75 Binz P.: *Zehn Fallberichte (Kasuistiken) von Patienten mit Chemikalienbelastung (Organophosphatpestizide, Reinigungsmittel mit Chlorgehalt) aus der neurologischen Praxis.* In: Hill H.U.: *Umweltschadstoffe und Neurodegenerative Erkrankungen des Gehirns (Demenzkrankheiten).* Shaker-Verlag Aachen, 2010, S. 17.

76 Axelson O. et al.: *A case-referent study on neuropsychiatric disorders among workers exposed to solvents.* Scand J Work Environ Health 2 14–20.

77 Husmann K.: *Symptoms of car painters with long-term esposure to organic solvents.* Scand J Work Environ Health 6, 19–26.

78 Schwartz E.: *Proportionate mortality ration analysis of automobile mechanics and gasoline service station workers in New Hampshire.* Am J Ind Med 12, 91–99.

79 Ashford N.A. et al.: *Chemical exposures: Low levels and high stakes.* Toxicol Ind Health 3, 1–7.

80 Merz T. et al.: *Merkblatt zur Bewertung von VOC-Gemischen.* Umwelt-Medizin-Gesellschaft 18/4, 2005, 291–93.

81 UBA: *Richtwerte für Innenraumluft.* In: Eikmann et al.: *Gefährdung. Toxikologische Basisdaten und ihre Bewertung.* Erich Schmidt-Verlag, Berlin, 2002.

82 Binz P.: *Zehn Fallberichte (Kasuistiken) von Patienten mit Chemikalienbelastungen (Organophosphatpestizide, Reinigungsmittel mit Chlorgehalt) aus der neurologischen Praxis*, in: Hill H.U.: *Umweltschadstoffe und Neurodegenerative Erkrankungen des Gehirns (Demenzkrankheiten)*, Shaker-Verlag, Aachen, 2010, S. 23–24.

83 Hörr B.: *Positronen-Emissions-Tomographie (PET)-Befunde von 2 Patienten mit Organophosphat-Pestizid Belastung.* In: Hill H.U.: *Umweltschadstoffe und neurodegenerative Erkrankungen des Gehirns (Demenzkrankheiten).* Shaker-Verlag, Aachen, 2010 S. 23–24.

84 Sayal et al.: *Prenatal alcohol exposure and gender differences in children mental health problems: longitudinal population-based study.* In: Pediatrics 119(2) 2002. S. 426–34.

85 Alkohol; *Das fetale Alkoholsyndrom* (http://www.fasworld.eu/home.html).

86 Süddeutsche Zeitung: *Jedes Jahr 10 000 Babies mit Alkoholschaden.* 9.September 2008, S. 12.

87 Crellin R. et al.: *Folates and psychiatric disorders, Clinic potential.* Drugs 45 1993 (45) 623–36.

88 Herrmann W.: Mitochondriale Medizin Teil 12: *Homocystein und Neurodegeneration.* Online-Vortrag auf www.ganzimmun.de, am 31.5.2010 (Online-Seminar-Archiv).

89 Durk M.R. et al.: *1α-25-Dihydroxyvitamin D3 reduces cerebral amyloid-β-accumulation and improves cognition in mouse models of Alzheimer's disease.* J Neuropsy 2014 May 21, 34(21):7091–101.

90 Groves N.J. et al.: *Vitamin D as a neurosteroid affecting the developing and adult brain.* Annu Rev Nutr 2014; 34: 117–41.

91 Kfoszynnska M. et al.: *The role of vitamin D in multiple sclerosis.* Postepy Hit Med Dosw(online) 2015 Apr 8; 69:440–6.

92 Schwarz S. et al.: *Diet and multiple sclerosis* Nervenarzt 2005 Feb 76 (2): 131–42.

93 Flachenecker, Z. et al: *Epidemiologie.* In: Schmidt und Hofmann (Hrsg.): *Multiple Sklerose.* Urban und Fischer, München 2002, ISBN 3-437-22080-2, S. 4–11.

94 Evangelou G.C. et al.: *Pathological study of spinal cord atrophy in multiple sclerosis suggests limited rule of local lesions.* In: brain: a journal of neurology. Band 128, Pt. 1.1.2005, S. 29–34.

95 Kutzelnigg C.F. et al.: *Cortical demyelinization and diffuse white matter injury in multiple sclerosis.*

96 In: Brain, a journal of neurology, Band 128, Pt 11 Nov 2005, S. 1705–12.

97 Bernhard L.: *Neuronale Degeneration bei spinaler multipler Sklerose.* Dissertation, Medizinische Fakultät Charité-Universitätsmedizin Berlin, 2010.

98 Lundmark F. et al.: *Variation in interleukin 7 receptor alpha chain (IR7R) influences risk of multiple sclerosis.* In: Nature genetics Band 39, Nr. 9, Sept 2007, S. 1108–1113.

99 Morrosu M.G. et al.: *Susceptibility to multiple sclerosis: the role of interleukin genes.* In: The Lancet neurology, Band 6, Nr. 10 Oct. 2007, S. 846–7.

100 Savcer S.: *The complex genetics of multiple sclerosis: pitfalls and prospects.* In: Brain. Bd. 131, Pt 12, Dec 2008, S. 3118–31

101 Gregory A.P. et al.: *TNF-receptor 1 genetic risk mirrors outcome of anti.TNF therapy in multiple sclerosis.* Nature. Bd 488, Nr 7412, Aug 2012, S. 508–11.

102 Patsopoulos N.A. et al.: *Fine-mapping the genetic association of the major histocompatibility complex in multiple sclerosis: HLA and non-HLA effects.* In: PLo.S. genetics. Bd. 9, Nr. 11, Nov 2013, S. e1003926.

103 Bashinskaya V. et al.: *A review of genome-wide association studies for multiple sclerosis: classical and hypothesis-driven approaches.* Hum Genet 2015 Nov; 134(11-12): 1143–62.

104 Bhatia R. et al.: *Epidemiology and genetic aspects of multiple sclerosis in India.* Ann Indian Acad Acad Neurol 2015. Sep. 18 suppl1 S. 6–10.

105 Dyment D.A.: *Multiple sclerosis in stepsiblings: recurrence risk and ascertainment.* In: J neurology, neurosurgery and psychiatry, Band 77, Nr 2, Feb 2006, S. 258–9.

106 Banwell B. et al.: *Clinical features and viral serologies in children with multiple sclerosis: a multinational observational study.* In: Lancet neurology, Bd 6, Nr 9, Sept 2007, S. 773–81.

107 Alotaibi S. et al.: *Epstein-Barr Virus in pedatric multiple sclerosis.* In: JAMA Bd 291, Nr. 15, April 2004, S. 1875–79.

108 Mori M.: *Association between Multiple Sclerosis or Neuromyelitis Optica and Epstein-Barr Virus.* Brain Nerve 2015, Jul; 67(7) 881–90.

109 Pfuhl C. et al.: *Association of serum Epstein-Barr nuclear antigen-1 antibodies and intrathecal immunoglobulin synthesis in early multiple sclerosis.* J Neuroimmunol 2015 aug. 15; 285, 156–60.

110 Galiero A. et al.: *Detection of Mycobacterium avium subsp. Paratuberculosis in cheese from small ruminants in Tuscany.* Int J Food Microbiol 2016 Jan 18; 217 S. 195–99.

111 Ponsonby A.L.et al.: *Exposure to infant siblings during early life and risk of multiple sclerosis.* In: JAMA 293, Nr 4, Jan 2005, S. 463–69.

112 Van der Mei I.A. et al.: *Past exposure to sun, skin phenotype, and risk of multiple sclerosis: case-control study.* In: BMJ (clinical research ed.) Band 327, Nr 7410, Aug 2003, S. 316.

113 Ascherio A.: *Environmental factors in multiple sclerosis.* In: Expert review of neurotherapeutics. Band In: Expert review of neurotherapeutics. Band 13,Nr. 12, Suppl. Dec. 2013, S. 3–9.

114 Kfoczynska M. et al.: *The role of Vitamin D in multiple sclerosis.* Polstepy Hig Med Dosw (online) 2015 Apr 8;69:440–48.

115 Ascherio A.: *Environmental factors in multiple sclerosis.* Expert Rev Neuroth 2013 Dec 13 (12 suppl) 3–9.

116 Groves N.J. et al.: *Vitamin D as a neurosteroid affecting the developing and adult brain.* Annu Rev Nutr 2014, 34, 117–41.

117 Durk M.R. et al.: *1α-25-Dihydroxyvitamin D3 reduces cerebral amyloid-β accumulation and improves cognition in mouse models of Alzheimer's disease.* J Neurosci 2014 May 21 34(21) 7091–101.

118 Shaygannejad V. et al.: *What is he real Fate of Vitamin D in Multiple Sclerosis?* Int J Prev Med 2013, May; 4 suppl 2 S. 159–64.

119 FDA Amercian Food and Drug Administration. (http//usatoday30.usatoday.com/news/health/2008-06-12-dental-fillings_N.htm)

120 Craelius S.: *Comparative epidemiology of multiple sclerosis and dental caries.* J Epidemiol Comm Health 32 1978(5) 155–65.

121 Anglen J. et al.: *Occupational mercury exposure in association with prevalence of multiple sclerosis and tremor among US dentists.* J Am Dent Assoc 2015 Sep: 146(9):659–68.e.1.

122 Svare C. et al.: *The effects of dental amalgams on mercury levels in expired air.* J Dent Res 60 1081: 1668–71.

123 Mc Grother C.W. et al.: *Multiple sclerosis, dental caries and fillings: a case-control study.* Br Dent J 1999 Sept 11 187(5): 261–64.

124 Napier M.D. et al.: *Heavy metals, organic solvents, and multiple sclerosis: An exploratory look at gen-environment interactions.* Arch Environ Occup Health 2014 Aug 19 1–9.

125 Attar A.M. et al.: *Serum mercury level and multiple sclerosis.* Biol Trace Elem Res. 2012 May 146(2): 150–53.

126 Ingalls Th.: *Epidemiology, etiology, and prevention of multiple sclerosis. Hypothesis and fact.* Am J Forensic Med Pathol 1983 Mar 4(1):55–61.

127 Siblerud R.L. et al.: *Evidence that mercury form silver dental fillings may be an etiological factor in multiple sclerosis* Sci Total Environ 1994 Mar 15;142(3): 191-205.

128 Affelska J.A.: *The toxic effect of mercury in occupational exposure.* Med Pr 1999; 50(4) 305-14.

129 Prochazkova J. et al.: *The beneficial effect of amalgam replacement on health in patients with autoimmunity.* Neruol Endocriniol Lett. 2004 Jun; 25(3):2011–18.

130 Huggins H.A. et al.: *Cerebrospinal fluid protein changes in multiple sclerosis after dental amalgam removal.* Altern Med Rev 1998 Aug 3(4):295–300.

131 Evers J.: *Warum Evers-Diät? Die Ernährung des Gesunden und Kranken.* Haug Verlag Stuttgart, 12. Auflage 1992, ISBN: 3-7760-1071-1.

132 Farez M.F. et al.: *Sodium intake is associated with increased activity in multiple sclerosis.* J Neurol Neurosurch Psychiatry 2015 Jan 86(1) 26–31.

133 Krementsov D.N. et al.: *Exacerbation of autoimmune neuroinflammation by dietary sodium is genetically controlled and sex specific.* FASEB J 2015. Aug; 29(8) 3446-57.

134 Hermandez A.L. et al.: *Sodium chloride inhibits the suppressive function of FOXP3 + regulatory T cells.* J Clin Invest 2015 Nov 2; 125(11): 4212–22.

135 Hewson D.C. et al.: *Food intake in multiple sclerosis.* Hum Nutr Appl Nutr 1984 Oct 38(5) 355–67.

136 Ben-Shlomo Y. et al.: *Dietary fat in the epidemiology of multiple sclerosis: has the situation been adequately assessed)* Neuroepidemiology 1992 11(4-6) 214–25.

137 Schwarz S.: *Multiple sclerosis and nutrition.* Abstract supplement Progress in MS Research Okt. 2015, Melbourne, online: (http://msj.sagepub.com/content/11/1/24.abstract).

138 Payne A.: *Nutrition and diet in the clinical management of multiple sclerosis.* J Hum Nutr Diet 2001 Oct 14(5): 349–57.

139 Di Biase A. et al.: *Eicosapentaenoic acid pretreatment reduces biochemical changes induced in total brain and myelin of weanling Wistar rats by cuprizone feeding.* Prostaglandins Leukot Essent Fatty Acids. 2014 Apr 90(4) S. 99–104.

140 Farinotti M. et al.: *Dietary intervention for multiple sclerosis.* Cochraine Database Syst Rev. 2012 Dec 12;12CD004192.doi:10.1002/14651858.CD004192.pub3.

141 Mc Dougall J.A.: *Treating Multiple Sclerosis with Diet: Fact or Fraud?* Physicions comitee, online: (http//www.pcrm.org/health/health-topics/treating-multiples-sclerosis-with-diet-fact-or).

142 Hoare S. et al.: *Higher intake of omega-3 polyunsaturated fatty acids is associated with a decreased risk of a first clinical diagnosis of central nervous system demyelinisation: Results from the Ausimmune Study.* Mult Scler 2015 Sep 11. Pii:1352458515604380. (Epub ahead of print)

143 Weinstock-Guttmann B.et al.: *Low fat dietary intervention with omega-3 fatty acid supplementation in multiple sclerosis patients.* Prostaglandins Leukot Essent Fatty Acids. 2005 Nov 73(5):397–404.

144 Mauriz E. et al.: *Effects of low fat diet with antioxidant supplementation on biochemical markers of multiple sclerosis long-term card residents.* Nutr Hosp 2013 Nov 1; 28(6):2229–35.

145 Davis W. et al.: *The fat mass and obesity-associated FTO rs9939609 polymorphism is associated with elevated homocysteine levels in patients with multiple sclerosis screened for vascular risk factors.* Metab Brain Dis. 2014 Jun: 29(2)409–19.

146 Saka M. et al.: *Nutricional status and anthropometric measurements of patients with multiple sclerosis.* Saudi Med J 2012 Feb 33(2) 160–66.

147 Sepcic J. et al.: *Nutritional factors and multiple sclerosis in Gorski Kotar, Croatia.* Neuroepidemiology 1993 12(4): 234–40.

148 Tola M.R. et al.: *Dietary habits and multiple sclerosis. A retrospective study in Ferrara, Italy* Acta Neurol (Napoli) 1994 Aug 16(4): 189–97.

149 Geeta S.M. et al.: *Dietary patterns in clinical subtypes of multiple sclerosis: an exploratory study.* Nutrition Journal 2009 8:36 doi:10.1186/1475–2891-8-36.

150 Taylor K.L. et al.: *Lifestyle factors, demographics and medications associated with depression risk in an international sample of people with multiple sclerosis.* BMC Psychiatry 2014 Dec 3;14: 327.

151 Riccio P. et al.: *Nutricion Facts and Multiple Sclerosis.* ASN neuro 2015 2015 Feb 7(1): published online: doi: 10.1177/1759091414568185.

152 Hadgkiss E.J. et al.: *The association of diet with quality of life, disability, and relapse rate in an international sample of people with multiples sclerosis*. Nutr Neurosci 2015 Apr;18(3):125–36.

153 Riccio P. et al.: *May diet and dietary supplements improve the wellness of multiples sclerosis patients? An approach.* Autoimmune Dis 2010;2010 249842 published online 2011 Feb 24. Doi: 10.4061/2010/249842.

154 Soodeh R.J. et al.: *Dietary patterns and risk of multiple sclerosis.* Iran J Neurol 2012.11(2): 47–53.

155 Galland L.: *The gut microbiome and the brain.* J Md Food 2014 Dec 17(12):1261–72.

156 Mielcarz D.W. et al.: *the gut microbiome in multiple sclerosis.* Curr Treat Opinions Neurol 2015. Apr 17(4):344.

157 Riccio P.: *The molecular basis of nutritional intervention in multiple sclerosis: a narrative review.* Complement Ther Med 2011 Aug 19(4) 228–37.

158 Erentheil O.F. et al.: *The role of food allergy in multiple sclerosis.* Trans Am Assoc 1951;56:234-6.

159 Jonez H.D.: *The allergic aspects of multiple sclerosis.* Calif Med 1953 Nov;79(5):376–80.

160 Pressemitteilung Universität Freiburg: *Darmbakterien sorgen für gesundes Gehirn* 1. Jun 2015 (https//www.uniklinik-freiburg.de).

161 Sanoobar M. et al.: *Coenzym Q10 supplementation ameliorates inflammatory markers in patients with multiple sclerosis: a double blind, placebo controlled randomized clinical trial.* Nutr Neurosci 2015 May 18(4) 169–76.

162 Zahednasab H.: *Coenzyme Q10 supplementation and multiple sclerosis*. Nutr Neurosci 2015. May 18(4) 192.

163 Khalili M. et al.: *Does lipoic acid consumption affect the cytokine profile in multiple sclerosis patients: a double-blind, placebo-controlled randomized clinical trial.* Neuroimmunomodulation 2014;21(6):291–96.

164 Harbige L.S. et al.: *Polyunsaturated fatty acids in the pathogenesis and treatment of multiple sclerosis.* Br J Nutr 2007 Oct 98 Suppl 1: 46–53.

165 Millar J.H. et al.: *Double-blind trial of linoleate supplementation of the diet in multiple sclerosis.* Br Med J 1973 Mar 31;1(5856):765–8.

166 Bates D. et al.: *Polyunsaturated fatty acids in treatment of acute remitting multiple sclerosis.* Br Med J 1978 Nov 18;2(6149):1390-1.

167 Seidel D.: *Polyunsaturated (essential) fatty acids and their importance in pathogenesis diagnosis and therapy of multiple sclerosis.* Fortschr Neurol Psychiatr 1982 Jun;50(6):173–89.

168 Glabinski A. et al.: *Increased generation of superoxide radicals in the blood of MS patients.* Acta Neur Scand 1993 Sep;88(3): 174–77.

169 Syburra C. et al.: *Oxydative stress in patients with multiple sclerosis.* Ukr Biokhim Zh 1999 May–Jun;71(3):112–15.

170 Polachini C.R. et al.: *Evolution of delta-aminolaevulinic dehydratase activity, oxydative stress biomarkers, and vitamin D levels in patients with multiple sclerosis.* Neurotox Res 2015 Dec 21 PMIID: 26690779.

171 Socha G. et al.: *Dietary habits and selenium, glutathione peroxidase and total antioxidant status in the serum of patients with relapsing-remitting multiple sclerosis.* Nutr J 2014 Jun 18;13:62.

172 Liu J. et al.: *Microglial Hv1 proton channel promotes cuprizone-induced demyelination through oxidative dammage*. J Neurochem 2015 Oct 135(2):347–56.

173 Vakilzadeh G. et al.: *The effect of melatonin on behavioral, molecular, and histopathological changes in curpizone model of demyelination.* Mol Neurobiol 2015 Aug 27. PMID 26310973.

174 Jennwitheesuk A. et al.: *Melatonin regulates aging and neurodegeneration through energy metabolism, epigenetics, autophagy and circadian rhythm pathways.* In J Mol Sci 2014 Sep 22;15(9): 16848–84.

175 Yadav S.K. et al.: *Advances in the immunopathogenesis of multiple sclerosis.* Curr Opin Neurol 2015 Jun 28(3):206–19

176 Vijayshree Y. et al.: *Effects of a low fat plant based diet in multiple sclerosis (MS): Results of a 1-year long randomized controlled (RC) study.* Neurology April 8 2014 vol 82 Nr.10 Supplement P6.152.

177 Mc Carty M.F.: *Upregulation of lymphocyte apoptosis as a strategy for preventing and treating autoimmune disorders: a role for whole-food-vegan diets, fish oil and dopamine agonists.* ; a Hypothesis 2001, Aug 57(2) 258–75.

178 Vakusic S. et al.: *Pregnancy and multiple sclerosis (the PRIMS-study): clinical predictors of post-partum relapse.* In: Brain. Band 127, Pt 6. Jun 2004, S. 1353–1360.

179 Rolak L.A. et al.: *The differential diagnosis of multiple sclerosis.* In: The Neurologist Vol. 13, Nr. 2 March 2007 S. 57–72.

180 Weinshenker B.G. et al.: *A randomized trial of plasma exchange in acute central nervous system inflammatory demyelinating disease.* Ann of Neurol Bd 46 (6) Dez 1999 S. 878–86.

181 Sutton D.M. et al.: *Complications of plasma exchange.* Transfusion. 29 (2) Feb 1989, S. 124–27.

182 De Jong et al.: *Confusing Cochrane reviews on treatment in multiple sclerosis.* Lancet neurol 4 (6) Jun 2005 S. 330–31.

183 Europäische Gesundheitsbehörde EPAR, Zusammenfassung für die Öffentlichkeit (http://www.ema.europa.eu/docs/de) Februar 2014.

184 Pöllmann et al.: *Therapie von Schmerzen bei MS – eine Übersicht mit evidenzbasierten Therapieempfehlungen.* Fortschr Neurologie Psychiatrie. Band 73(5) Mai 2005 S. 268–85.

185 Blanco et al.: *Autologous haemopatopoietic-stemcell transplantation for multiple sclerosis.* Lancet neurology Band 4 (1) jan 2005 S. 54–63.

186 Spillantini M.G.: et al.: *Alpha synuclein in Lewi bodies.* In: Nature, Bd 388, Nr. 665, Aug 1997 S. 839–840.

187 Singleton A.B. et al.: alpha-*synuclein locus triplication causes Parkonson's disease.* In: Science, Bd 302, Nr 5646 oct 2003, s. 841.

188 Fuchs J. et al.: G*enetic variability in the SNCA-gene influences alpha-synuclein levels in the blood and brain.* In: FASEB-journal. Bd 22 Nr 5 Mai 2008 s.1327–1334.

189 Chin-Chan M. et al.: *Environmental polluants as risk-factors for neurodegenerative disorders as Alzheimer and Parkinson-disease.* Front Cel Neurosci 2015, Apr 10;9:124. PMID: 25914625.

190 Lin C.Y. et al.: *Dose-response relationship between cumulative mercury exposure index and specific uptake ratio in the striatum on Tc-99m TRODAT SPECT.* Clin Nucl Med 2011 Aug;36(8): 689–93.

191 Dantzig P.L.: *Parkinson's disease, macular degeneration and cutaneous signs of mercury toxicity.* J Occup Environ Med 2006 Jul 48(7): 656.

192 Carpenter D.O.: *Effects of metals on the nervous system of humans and animals.* Int J Occup Med Environ Health 2001; 14(3):209–18.

193 Finkelstein Y. et al.: *The enigma of parkinsonism in chronic borderline mercury intoxication, resolved by challenge with penicillamine.* Neurotoxicology 1996 Spring;17(1): 219–6.

194 Reinhardt J.W.: *Side-effects: mercury contribution in body burden from dental amalgam.* Adv Dent Res 1991 Sept 6:110–13.

195 Ngim C.H. Et al.: *Epidemiologic study on the association between body burden mercury level and idiopathic Parkinson's disease.* Neuroepidemiology 1989;8(3):128–41.

196 Ngim C.H. et al.: *Epidemiologic study on the association between body burden mercury level and idiopathic Parkinson's disease.* Neuroepidemiology 1989;8(3):128–41.

197 Pham A.N. Et al.: *Cu(II)-catalized oxidation of dopamine in aqueous solutions: mechanism and kinetics.* J inorg Biochem 2014 Aug:137: 74–84.

198 Davies K.M. et al.: *Copper pathology in vulnerable brain regions in Parkinson's disease.* Neurobiol Aging 2014 Apr;35(4):858–66.

199 Double K.L.: *Neuronal vulnerability in Parkinson's disease.* Parkinsonism Relat Disord 2012 Jan 18 Suppl 1: 52–4.

200 Montes S. et al.: *Copper and copper proteins in Parkinson's disease.* Oxid Med Cell Longev 2014:147–251.

201 Gorell J.M. et al.: *Occupational metal exposures and the risk of Parkinson's disease.* Neuroepidemiology 1999;18(6): 303–6.

202 Rybicke B.A. et al.: *Parkinson's disease mortality and the industrial use of heavy metals in Michigan.* Mov Disord. 1993;8(1):87–92.

203 Zecca L. et al.: *New melanic pigments in the human brain that accumulate in aging and block environmental toxic metals.* Proc Natl Acad Sci U S A 2008 Nov 11;105(45):17567–72.

204 Dusek P. et al.: *The neurotoxicity of iron, copper and manganese in Parkinson's and Wilson's diseases.* J Trace Elem Med Biol. 2015;31:193–203.

205 Fukushima T et al.: *Relationship between blood levels of heavy metals and Parkinson's disease in China.* Neuroepidemiology 2010;34(1): 18–24.

206 Pearce R.K. et al.: *Alterations in the distribution of glutathione in the substantia nigra in Parkinson's disease.* J neural Transm (Vienna) 1997;104(6-7):661–77.

207 Caudle S.M.: O*ccupational exposures and parkinsonism.* Handb Clin Neurol 2015;131: 225–39.

208 Wan N. et al.: *Parkinson's disease and pesticides exposure: new findings from a comprehensive study in Nebraska, U S A.* J Rural Health 2015 Oct 30.doi:10.1111/jrh.12154 (Epub ahead of print).

209 Narayan S. et al.: *Genetic variability in ABCB1, occupational pesticide exposure, and Parkinson's disease.* Environ Res 2015 Nov;143(Pt A):98–106.

210 James K.A. et al.: *Groundwater pesticide levels and the associations with Parkinson disease.* Int J Toxicol 2015 May.Jun;34(3):266–73.

211 Searles N.S. et al.: *Blood α-synuclein levels in agricultural pesticide handlers in central Washington State.* Environ Re. 2015 Jan;136: 75–81.

212 Van der Mark M. et al.: *Occupational exposure to pesticides and endotoxin and Parkinson's disease in the Netherlands.* Occup Environ Med 2014 Nov;71(11): 757–64.

213 Baltazar M.T. et al.: *Pesticides exposure as etiological factors of Parkinson's disease and other neurodegenerative disease – a mechanistic approach.* Toxicol Lett 2014 Oct 15;230(2): 85–103.

214 Wang A. et al.: *The Association between ambient exposure to organophosphates and Parkinson's*

diseae risk. Occup Env Med 2014 Apr;71(4): 275–81.

215 Aboud A.A. et al.: *PARK2 patient neuroprogenitors show increased mitochondrial sensitivity to copper.* Neurobiol Dis 2015 Jan: 73:204–12.

216 Ohlson C.G. et al.: *Parkinson's disease and occupational exposure to organic solvents, agricultural chemicals and mercury–a case-referent study.* Scand J Work Environ Health 1981 Dec:7(4)252–6.

217 Goldman S.M.: *Environmental toxins and Parkinson's disease.* Annu Rev Pharmavol Toxicol 2014;54:141–64.

218 Taetzsch T. et al.: *Pesticides, microglial NOX2, and Parkinson's disease.* J Biochem Mol Toxicol 2013 Feb; 27(2):137–49.

219 Singh N.K. et al.: *Gene-gene and gene-environment interaction on the risk of Parkinson's disease.* Curr Aging Sci 2014;7(2): 101–9.

220 Liu X. et al.: *Pesticide-induced gene mutations and Parkinson 's disease risk: a meta-analysis.* Genet Test Mol Biomarkers 2013 Nov;17(11): 826–32.

221 Dardiotis E. et al.: *The interplay between environmental and genetic factors in Parkinson's disease susceptibility: the evidence for pesticides.* Toxicology 2013 Max 10;307: 17–23.

222 Sci Signal. : *A trojan horse for Parkinson's disease.* Sci Signal 2010 Apr 6;3(116).

223 Ratner M.H. Et al.: *Younger age at onset of sporadic Parkinson's disease among subjects occupationally exposed to metals and pesticides.* Interdiscip Toxicol 2014 Sep;7(3): 123–33.

224 Yong-Kee C.J. et al.: *Mitochondrial dysfunction precedes other sub-cellular abnormalities in an in vitro model linked with cell death in Parkinson's disease.*

225 Choi W.S. et al.: *Loss of mitochondrial complex I activity potentiates dopamine neuron death induced by microtubule dysfunction in a Parkinson's disease model.* J Cell Biol 2011 Mar 7;192(5): 873–82.

226 Chin-Chan M. et al.: *Environmental polluants as risk factors for neurodegenerative disorders: Alzheimer and Parkinson diseases.* Front.Cel Neurosci 2015 Apr 10;9:124.

227 Blesa J. et al.: *Oxidative stress and Parkinson's disease.* Front Neuroanat 2015 Jul 8;9:91.

228 Sanders L.H. et al.: *Oxidative damage to macromolecules in human Parkinson's disease and the rotenone model.* Free Radic Biol Med 2013 Sep;62: 110–120.

229 Ward J.: *Free radicals, antioxidants and preventive geriatrics.* Aust Fam Physician 1994 Jul;23(7): 1297–301,1305.

230 Khan M.S. et al.: *Targeting Parkinson's-tyrosine hydroxylase and oxidative stress as points of interventions.* CNS Neurol disord Drug Targets 2012 Jun 1;11(4): 369–80.

231 Kones R.: *Parkinson's disease: mitochondrial molecular pathology, inflammation, statins, and therapeutic neuroprotective nutrition.* Nutr Clin Pracdt 2010 Aug;25:371–89.

232 Kim T.: *A guide to Neurotoxic Animal Models of Parkinson's Disease.* In: Cold Spring Harbor Perspectives in medicine Bd 1 Nr.1 Sept 2011, a009316.

233 in J. et al.: *Targeted toxicans to dopaminergic neuronal cell death.* Methods Mol Biol 2015;1254: 239–52.

234 Checkosay H. et al.: *Epidemiologic approaches to the study of Parkinson's disease etiology.* Epidemiology 1999 May;10(3): 327–36.

235 Barbeau A. et al.: *Environmental and genetic factors in the etiology of Parkinson's disease.* Advances in Neurology, Bd 45, 1987, S. 299–306.

236 Francisco P.M. et al.: *Environmental toxins trigger PD-like progression via increased alpha-synuclein release from enteric neurons in mice.* Scientific Reports 2, Nr. 898, 2012.

237 Focus online: *Pestizide in der Landwirtschaft: Parkinson gilt in Frankreich als Berufskrankheit.* http://www.focus.de/gesundheit/ratgeber/gehirn/news/pestizide-in-der-landwirtschaft-frankreich-billigt-parkinson-als-berufskrankheit_aid_751332.html) in:Focus online, 11.Mai 2012, abgerufen am 15.9.2015.

238 Hu Y. et al.: *A Trojan horse for Parkinson's disease.* Sci Signal 2010 Apr 6;3(116): pe 13. PMID: 20371768.

239 Caudl W.M. et al.: *Industrial toxins and Parkinson's disease.* Neurotoxicology 2012 Mar;33(2): 178–88.

240 Inamdar A.A. et al.: *Fungial-derived semiochemical 1-octen-3-ol disrupts dopamine packaging and causes neurodegeneration.* Proceedings of the National Academy of Sciences. doi.10.1973/pnas.

1318830110 (https://dx.doi.org/10.1073%2Fnpas.1318830110).

241 Xu Q. et al.: *Diabetes and risk of Parkinson's disease.* Diabetes Care 2011 Apr;34(4): 910-5.

242 Chen H. et al.: *Smoking duration, intensity and risk of Parkinson's disease.* Neurology 2010 Mar 16;74(11): 878–84.

243 Ma L. et al.: *Dietary factors and smoking as risk factors for PD in a rural population in China: a nested case-control study.* Acta Neurol Scand 2006 apr;113(4): 278–81.

244 Wirdefeldt K. et al.: *Epidemiology and etiology of Parkinson's disease: a review of the evidence.* Eur J Epidemiol 2011 Jun;26 Suppl 1, 1–85.

245 Schütz J. et al.: *risks for central nervous system disease among mobile phone subscribers: a Danish retrospective cohort study.* PLoS. One 2009;4(2): e4389. Doi:10.1371/journal.pone. 0004389. Epub 2009 Feb 5.

246 Zhang D. et al.: *Alcohol intake and risk of Parkinson's disease: a meta-analysis of observational studies.* Mov Disord 2014 May;29(6):819–22.

247 Eriksson A.K. et al.: *Alcohol use disorders and risk of Parkinson's disease: findings from a Swedish national cohort study 1972-2008.* BMC Neurol 2013 Dec 5;13–190.

248 Palacios N. et al.: *Alcohol risk of Parkinson's disease in a large prospective cohort of men and women.* Mov Disord 2012 Jul;27(9(: 960–7.

249 Dong J. et al.: *Dietary fat intake and Parkinson's disease.* Mov Disord 2014 Nov;29(13): 1623–30.

250 Ross G.W. et al.: *Association of coffee and caffeine intake with the risk of Parkinson's disease.* HAMA 2000 May 24-31;283(20): 2674–9.

251 Tanaka K. et al.: *Intake of Japanese and Chinese teas reduces risk of Parkinson's disease.* Parkinsonism Relat Disord 2011 Jul;17(6): 446–50.

252 Agim Z.S. Et al.: *Dietary factors in the etiology of Parkinson's disease.* Biomed Res Int 2015: 672–838.

253 Collins M.A.: *Alkaloids, alcohol and Parkinson's disease.* Parkinsonism Related Disord 2002 Sep;8(6): 417–22.

254 Schlesinger I. et al.: *Uric acid in Parkinson's disease.* Mov Disord 2008 Sep 15;23(12): 1653–7. Ellwanger J.H. Et al.: *Selenium reduces bradykinesis and DNA-damage in a rat model of Parkinson's disease.* Nutrition 2015 Feb;31(2): 359–65.

255 Zhu B.T: *CNS dopamine oxidation and catechol-O-methyltransferase: importance in the etiology, pharmacotherapy, and dietary prevention of Parkinson's disease.* Int J Mol Med 2004 Mar;13(3): 343–53.

256 Duan W. et al.: *Dietary Folate deficiency and elevated homocysteine levels endanger dopaminergic neurons, in models of Parkinson's disease.* J Neurochem 2002 Jan;80: 101–10.

257 Murakami K. et al.: *Dietary intake of folate, vitamin B6, vitamin B12 and riboflavin and risk of Parkinson's disease: a case-control study in Japan.* Br J Nutr 2010 Sep;104(5): 757–64.

258 Spinelli K.J.: *Curcumin Treatment improves Motor Behavior in α-Synuclein Transgenic Mice.* PLOS One 2015 Jun 2;10(6):eO128510 PMID:26035833 PMCID:PMC4452784.

259 Siddique Y.H. et al.: *Effects of curcumin on* life *span, activity pattern, oxidative stress, and apoptosis in brains of transgenic Drosophila model of Parkinson's disease.* Biomed Res int. 2014;2014:606928. Epub april 17 PMID 24860828.

260 Wang L. et al.: *Vitamin D from different sources is inversely associated with Parkinson's disease.* Mov Disord 2015 Apr;30(4): 560–6.

261 Newmark H.L.et al.: *Vitamin D and Parkinson's disease – a hypothesis.* Mov Disord 2007 Mar 15;22(4):461–8.

262 Bousquet M. et al.: *Impact of ω-3 fatty acids in Parkinson's disease.* Ageing Res Rev 2011 Sep:10(4): 453–63.

263 Knoes R.: *Parkinson's disease: mitochondrial molecular pathology, inflammation, statins, and therapeutic neuroprotective nutrition.* Nutr Clin Pract 2010 Aug;25(4):371–89.

264 De Lau L.M. et al.: *Dietary fatty acids and the risk of Parkinson disease: the Rotterdam study.* Neurology 2005 Jun 28;64(12): 2040–5.

265 Chen H. et al.: *Diet and Parkinson's disease: a potential role of dairy products in men.* Ann Neuro 2002 Dec;52(6); 793–801.

266 Grant W.B.: *The role of milk protein in increasing risk of Parkinson's disease.* Eur J Epidemiol 2013 Apr;28(4):357.

267 Powers K.M. et al.: *Parkinson's disease risks associated with dietary iron, manganese, and other nutrient intakes.* Neurology 2003 Jun 10;60(11); 1761–6.

268 Griffioen K.J. et al.: *Dietary energy intake modifies brainstem autonomic dysfunction caused by mutant α-Synuclein.* Neurobiol Aging.2013 Mar;34(3):928–35.

269 Johnson C.C. et al.: *Adult nutrient intake as a risk factor for Parkinson's disease.* Int J Epidemol 1999 Dec;28(6): 1102–9.

270 Logroscino G. et al.: *Dietary iron, animal fats, and risk of Parkinson's disease.* Mov Disord 1998;13 suppl 1: 13–6.

271 Morris J.K. et al.: *Insulin resistance impairs nigrostriatal dopamine function.* Exp Neurol2011 Sep;23(1)171–80.

272 Duarte J. et al.: *Efficacy of the proteic redistribution diet (PRD) in the antiparkinsonian effect of L-dopa.* Neurologie 1993,Oct:8(8): 248–51.

273 Karstaedt P. et al.: *Protein redistribution diet remains effective in patients with fluctuating parkinsonism.* Arch Neurol 1992 Feb;49(2): 149–51.

274 Croxson S. et al.: *Dietary modification of Parkinson's disease.* Eur J Clin Nutr.1991 May;45(5): 263–6.

275 Astarloa R.et al.: *Clinical and pharmacokinetic effects of a diet rich in insoluble fiber on Parkinson diseae.* Clin Neuropharmacol 1992 Oct 15(5): 375–80.

276 Harv Health Lett Jun 2012: *Flavonoids may help protect against Parkinson's disease.* Harv Health Lett 2012 Jun;37(8):8 (kein Autor angegeben).

277 Miyake Y. et al.: *Dietary intake of antioxidant vitamins and risk of Parkinson's disease: a case-control study in Japan.* Eur J Neurol 2011 Jan;18(1):106–13.

278 Etminan M. et al.: *Intake of vitamin E, vitamin C, and carotenoids and risk of Parkinson's disease: a meta-analysis.* Lancet Neurol 2005 Jun;4(6):362–5.

279 Ferraz H.B. et al.: *Comments on the paper High doses of riboflavin and the elimination of dietary red meet promote the revocery of some motor functions in Parkinson's disease patients.* Braz J Med Biol Res 2004 Sep;37(9): 1297–9.

280 Coimbra C.G. et al.: *High doses of riboflavin and the elimination of dietary red meet promote the recovery of some motor functions in Parkinson's disease patients.* Braz J Med Biol Res 2003 Oct-36(10): 1409–17.

281 Logroscino C. et al.: *Dietary iron, animal fats, and risk of Parkinson's disease.* Mov Disord 1998;13 suppl 1:13–6.

282 Rabey J.M. et al.: *Broad bean (Vicia Faba) consumption and Parkinson's disease.* Adv Neurol 1993;60: 681–4.

283 Alkalay R.N. et al.: *The association between Mediterranean diet adherence and Parkinson's disease.* Mov Disod 2012 May;27(6):771–4.

284 Di Giovanni G.: *A diet for dopaminergic neurons?* J Neural Transm Suppl 2009;(73):317–31.

285 Albarracin S.L. et al.: *Effects of natural antioxidants in neurodegenerative disease.* Nutr Neurosci 2012 Jan;15(1): 1–9.

286 Okubo H. et al.: *Dietary patterns and risk of Parkinson's disease: a case-control study in Japan.* Eur J Neurol 2012 May;19(5):681–8.

287 Di Matteo V. et al.: *Intake of tomato-enriched diet protects from 6-hydroxydopamine-induced degeneration of rat nigral dopaminergic neurons.* J Neural Transm Suppl. 2009;(73). 333–41.

288 Zhu B.T.: *CNS dopamine oxidation and catechol – methyltransferase: importance in the etiology, pharmacotherapy, and dietary prevention of Parkinson'sdisease.* Int J Mol Med 2004 Mar;13(3): 343–53.

289 Zhang S.M. et al.: *Intakes of vitamins E and C, carotenoids, vitamin supplements and PD risk.* Neurology 2002 Oct 22;59(8): 1161–9.

290 Baroni L. et al.: *Pilot dietary study with normoproteic protein-redistributed plant-food diet and motor performance in patients with Parkinson's disease.* Nutr Neurosci 2011 Jan;14(1):1–9.

291 Mc Carty M.F.: *Does a vegan diet reduce risk for parkinson's disease?* Med Hypothesis 2001 Sep;57(3): 318–23

292 Leitlinie Parkinson-Syndrom der Deutschen Gesellschaft für Neurologie (http://www.dgn.org/images/stories(dgn/leitlinien/parkinson_mit_Tabellen.pdf).

293 Freedman M.: *Parkinson's disease.* Cummings J.L., ed Subcortical dementia Oxford University Press, New York 1990, s. 108–22.

294 Beatty W.W. et al.: *Analyzing the subcortical dementia syndrome of Parkinson's disease using the RBANS.* Arch Clin Neuropsychol 2003: 18(5): S. 509–20.

295 Ju He Kang: *Association of cerebrospinal fluid β-amyloid 1-42, T-tau, P-tau(8), and α-synuclein levels with clinical features of drug-naïve patients with early Parkinson-disease.* JAMA Neurology, 2013 S. 1277-87 doi.:10.1001(jamaneurol.2013.3861

296 Nutt J.G. et al.: *Interference of certain amino-acids with L-dopa at the blood-brain barrier.* New Engl Journal of Medecine 310:483,1984.

297 Pincus J.H. et al.: Arch Neurol 44: 279, 1984.

298 Bumann C et al.: *Effect of subthalamic nucleus deep brain stimulation on driving in Parkinson's disease.* Neurology. Doi:10.1212//01.wnl.0000438223.17976.fb (https:///dx.doi.org/10.1212%2F01.wnl.0000438223.17876.fb).

299 Watzel B. Leitzmann C.: *Bioaktive Substanzen in Lebensmitteln.* Hippokrates-Verlag, Stuttgart, ISBN 3 7773-1115-4, 1995.

300 Becher G.R. et al.: *Analysis of micronutrients in foods.* In: Moon T.E., Micozzi M.S.,(eds) nutrition and cancer prevention: investigating the roles of micronutrients. Decker. New York 1988, S. 103–58.

301 Hertog M.G. et al.: *Optimization of a quantitative HPLC-determination of potentially anticarcinogenic flavonoids in vegetables and fruits.* J. Agric Food chem.. 40 (1992), 1591–6.

302 Billings et al.: *Inhibition of radiation-induced transformation of CH3/10T1/2-cells by chymotrypsin-inhibitor 1 from potatoes.* Carcinogenesis 8 (1987)809-12.

303 Steinmetz K.A. et al.: *Vegetables, fruit and cancer I and II.* Epidemiology, Cancer Causes Control 2 (1991 a) 325–57.

Stichwortverzeichnis